為什麼你的病總是看不好？

這樣和醫生溝通，發現小毛病裡的大問題！

王健宇醫師 著

PART 2

掛錯科別，看錯醫生，難怪病不會好！

大部分的人會跑錯科的病症

PART 3

別忽略小毛病後面的大問題

大部分的人會忽視的恐怖警訊

PART 4

最常發生的醫藥問題Q&A

大部分的人會有的就醫、用藥迷思

前言

認識自己的身體，健康樂活在手中！

作爲一個家庭醫師，站在第一線追蹤致病的線索、解開連病人也沒有意識到的健康困擾，並與病人一起面對疾病問題，是我熱愛的工作。我的動力來自於能夠讓民眾在沒病變有病、小病變大病之前，迅速找出治癒的健康之道。有些人以爲這只有中醫調養才做得到，事實上，西醫不只能做，而且更科學、更精準、更有效率。

從業以來，不只是周遭發生的事很多，看到、聽到的故事更多，這常常讓我深感覺到：「病人，才是醫生最好的老師，醫生應該關切的是病

『人』，而不是『病』。」

「病人講，醫生有在聽；醫生講，病人聽得懂。」這是醫病互動的基本，在現在的醫病過程中，卻變得很遙遠。撇開爭執不休的健保、醫療政策等等問題，回到最初始的醫病關係上，如何讓病人、家屬了解疾病與其相關保健，是除了醫學專業之外，更需要琢磨的一門專業。

「醫療」是一種醫生與病人雙方，通過溝通方式，達成彼此信賴，進而促進病人整體健康的過程。其中，要能夠彼此信賴，是最關鍵的一環，就像我女兒爲我畫的這張素描：「魚在水中，蟲爲草間。」唯有透過雙眼的凝視，才能進入互相溝通的階段。不同身分，在不同活動空間交織，就如同診間的醫生與病患一樣，四目交接，透過彼此了解的用字遣詞，去溝通、去了解，進而去實踐彼此的共同目標──健康。這種對眼，就如同烏龜看綠豆一般，就是良好的醫病關係的開始。醫病雙方對眼了，病人可以安心、充分地表達病情，醫生用心去觀察、用醫學專業去找出健康之道，然後病人能夠理解並體認自己追求健康的責任，讓這個醫病關係有個圓滿的結局。

如果不當醫師，我應該會去當個老師，不只是愛講故事的個性，而是一種初衷，希望以更有趣、更生動的方式，用普羅大眾聽得懂的話語，讓民眾在這麼煩擾的氛圍中，主動認識自己的身體、愛惜自己的健康，而勇於防病、治病，樂於生活。

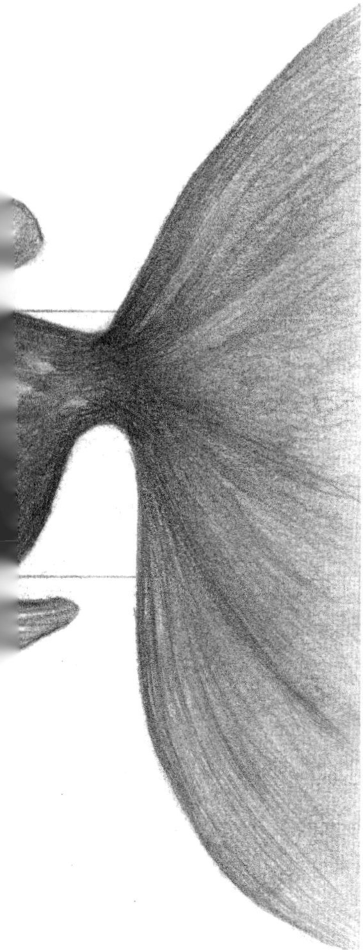

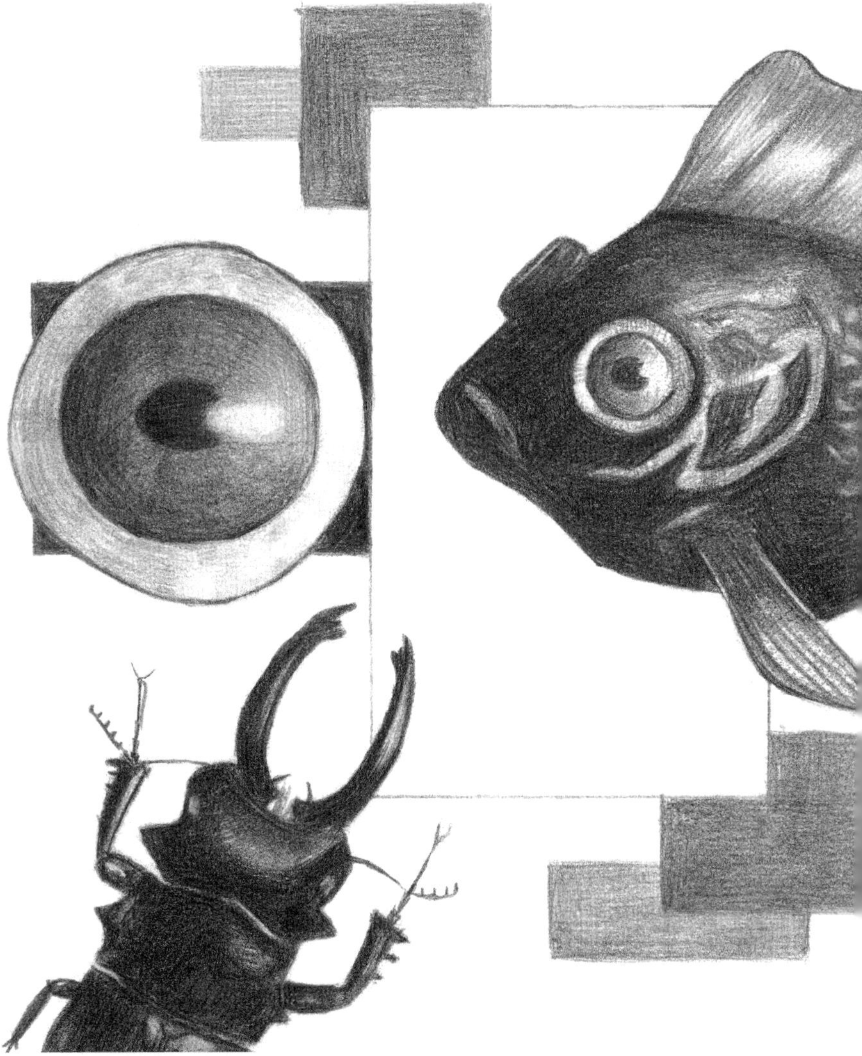

最後，感謝每一位讓我成長、精進的病人，感謝我的母親，就套用胡適先生在四十自述所提到的話作結：「如果我會寬恕病人、體諒家屬，這都要感謝我的母親。」

醫學浩瀚，不勉疏漏，望前輩先進不吝指教。

謹以此書作爲與老婆大人結婚二十週年之紀念。

PART 1

看病心態大偏差，你有沒有？

大部分的人搞不清楚自己有沒有病

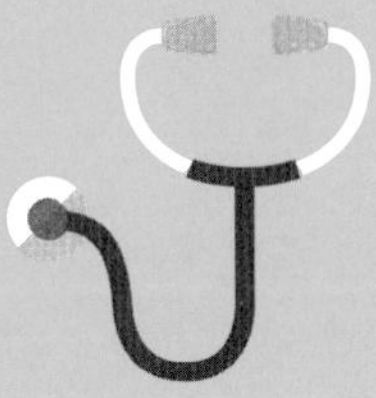

身爲病人，你夠了解自己嗎？

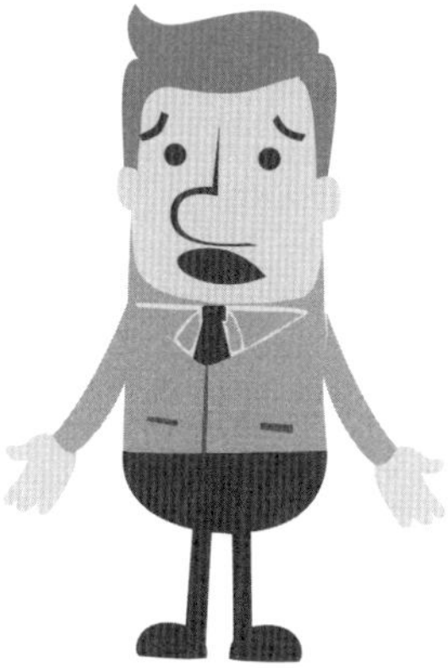

在各大小醫療院所跑了好幾趟的病人，來到門診最常說的一句話就是：「爲什麼病都看不好？」

除了要掛對科別、看對「有緣」的醫生外，病人本身對後續的醫療方向、生活保養有沒有了解，做到，則是另一個重點。**當醫生與病人雙方都做了自己該做的事，這樣的醫療才是完整的，**「病」也才有好轉甚至根除的可能。

第一個重點：**對自己的身體、心理狀態是否了解？**舉例：甲狀腺機能亢進的病患，排除先天遺傳上的問題或是飲食因素後，經由藥物治療、手術切除等等方式控制，要是「想很多」「追求完美」「急躁動作快」的人格特質、行事風格依舊不變，那麼幾年後一旦碰到某些重大事件的發生，病症可能再度復發。

第二個重點：**願不願意去做必要的調整與改變？**有病人會說：「我爸有高血壓，媽媽也是，我一定會有這種體質！」雖然他了解自己有可能得到高血壓，但卻以此爲藉口不去做積極處理，這是很可怕的。反之，你的心態應該是：「因爲父母親都有這病史，所以我要更認眞照顧自己的身體，聽從醫生的建議作必要的生活作息調整。」有正確的心態後才能有正確的行動，所有的治療才會達到應有的預期效果。

這兩種病人，醫生最害怕！

一、身體沒病，硬要做檢查、吃藥

「醫生，我跑過各大醫院、看過無數醫生了，健保卡看病次數已經破百，但是那些什麼大醫院，都很不合我意。我胸悶、胸痛、手抖、心悸，但他們都說我沒病，根本就在騙人！我今天來這邊找你，是想請你來看看我究竟是什麼病。」然後順手把醫院的報告放在我的面前。

「你沒病。」

「什麼都沒做，你就說我沒病？」

「我從資料上看到，你該做的檢驗檢查都做過了，檢查報告上沒有紅字，就代表目前身體沒有特殊的重大異常狀況。」

「你保證？」

「我沒辦法保證，只能就檢查和檢驗項目告訴你目前是沒有重大異常。」

「既然沒辦法保證，那告訴我還需要加做哪些項目。」

「目前不需要。」

這時病人不是離開診間，進行下一次同樣的門診對話；就是問出下一句更驚人的話。

「醫生認爲我沒病，那我需不需要吃藥？」

此時，讀者應該和我的表情一樣……

透過醫療問診以及檢驗、檢查等步驟，可以知道病患的問題出在哪裡，再由醫生提供治療策略、病人全力配合，才能澈底了解並治療病人的健康問題。假如沒有對症處理，只有配合病人做檢查或是吃藥，那麼檢查

做得再多，藥吃得再多，病人的症狀也找不到答案！

二、身體有病，不吃藥

一位中年男，在太太細心的安排下在健檢中心做了一套自費的健檢，報告顯示血壓高、血糖高、血脂也高，而且都已經到達需要服藥的程度。

看完病人報告上一連串的紅字後，告知病患必須服藥時，他當場翻臉：「原來健保資源就是被你們這些愛亂開藥的醫生給浪費掉的！我本來好好地都沒事，五十歲還像尾活龍，因爲老婆的愛心才幫我安排檢查，你卻跟我說現在開始要吃藥？我人明明好好的，爲什麼要吃藥？」

經過再三安撫、解釋後，他仍氣急敗壞地說：「健保每年這麼多藥費支出，就是給你們這樣搞出來的。」

這又是另一種典型的病人代表：尤其是必須長期服藥控制慢性病的病人。門診不乏這種「自認沒病，被家人押來看病」或是「來看病、拿藥卻不吃藥」的病人；還有病人懷疑醫生開立藥物的動機（是否和藥商、藥廠勾結），又擔心藥物的副作用而不吃藥，結果囤了一堆藥在家裡，回診時卻不敢明白地告知醫生，導致藥物資源的浪費。

特別提醒，尤其是有慢性病的人，如高血壓、糖尿病、心血管疾病病患，都應配合醫師指示按時服藥，再搭配正確的飲食、運動、生活作息，病情才能有效被控制住。

所以，不是病看不好，而是你該認眞執行飲食控制、藥物治療、配合醫師。請問你做到幾分了呢？

算得太精明，醫療品質不會好！

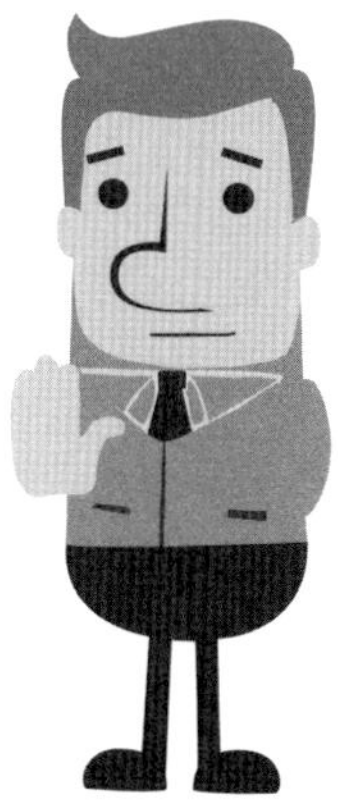

「醫生，我感覺身軀無力、精神懶懶，甘會是肝病？我要做肝功能檢查。」

「醫生，我都有繳健保費吶，你爲什麼沒幫我做檢查？」

「李先生，您做的十項檢查，指數都在正常範圍內。」

「欸，那這上面怎麼沒驗甲狀腺？」

「你上次怎麼沒說要驗甲狀腺呢？」

「你又沒有甲狀腺的家族史或過往史。」

「啊我想說別的醫生都會幫我驗吶！」

類似的狀況不停地在診間上演著：驗尿、抽血完，做了五項檢驗，下次看報告沒有異常，病人總要問爲何只驗五項；如果上次做完十項，病人這次又要求做第十一項；或是須等三個月後才能抽血追蹤，病人卻說要下個月就要回診檢驗……病人永遠擔心健康有問題，檢驗、檢查始終感覺做不夠，但站在健保局的角度，問題來了！

當健保局看到醫生爲病人做的十項檢驗，結果指數都正常時，就會認爲：「病人根本好好地沒事，醫生爲什麼幫他安排這麼多檢驗？請問大醫師，你到底會不會看病？」醫師得到的竟是「醫師是濫用醫療資源的始作俑者」的社會評價。試問大家，這些醫療資源又是用在誰身上了呢？沒錯，就是老認爲醫生檢驗、檢查做得不夠的病人身上！

台灣的健保醫療制度在世界上被公認第一，看病費用也相對低廉許多，在這麼好的制度下，請大家學習當個「上道」的病人吧！試著了解醫生有醫生的專業，只要是經過醫生的專業評估，該做的檢查一定會做。

病人本身更要學會如何與醫生對話、溝通，在家先做好功課，把想問醫生的問題先記錄下來，而非進了診間後，問診五分鐘結束後還覺得不夠，嗯嗯哼哼地想要奮力再多擠出一些問題來湊足十分鐘、十五分鐘；或是離開診間，拿了藥又回來要求醫生，多給一條香港腳藥膏……這對整體醫療來說都不是好事，也無法達到有效醫療的目的。

你要的是醫療專業，還是服務業？

每隔一段時間，就會有這樣的病人來報到：一進診間，劈頭往診桌丟下一份花了三、四萬塊做的健檢報告說：「王醫師，你嘛幫我看看，這些數字是在說什麼？」長達二、三十頁的內容，即使用最快的速度翻看一遍也要幾分鐘的時間，再加上報告裡標註的紅字與病人描述的病情，都還沒切入正題，病人接著又詳細交代以前曾做過的檢查。這樣還不夠，索性再把去年的健檢報告掏出來，說是要加深記憶、做交叉比對、連續追蹤……最好再幫他勾選一下明年的健檢項目。

結果，半小時就這樣過去了，而此時其他在外面久候的病人也已經快暴動了！

爲病人善盡「解說病情」之責，的確是醫師的專業與職責所在，但有不少的病人認爲，既然花了兩百元的掛號費，大可要求醫療人員必須滿足這樣超出標準醫療的「服務」！

回歸到爲病人解釋健檢報告這件事上，由熟識的醫師幫你解讀其他醫療單位做出的健檢資料未嘗不可。不過，當你花費幾萬塊做了所謂的頂級、套餐式健檢後，**爲什麼原來的健檢單位沒辦法給予完整性的健檢報告**

諮詢？而你還要繼續在那裡花錢做檢查嗎？我想這才是大家應當好好思考的關鍵。

再者，如果需要治療，後續的醫療院所如何接手？健康檢查、報告諮詢、治療處理能否成爲一條鞭的模式？也都是所有想做高階健檢的人應該想一想的問題。（關於健康檢查的詳細內容，請參閱第二二〇頁。）

看得越久，越能有效醫療？

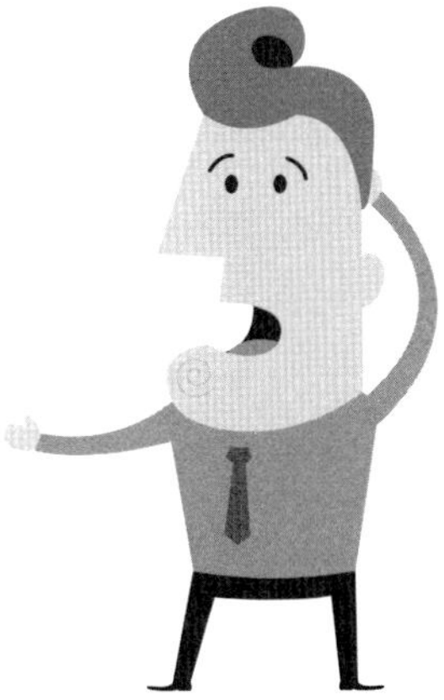

當阿嬤走出診間後，接著進來的老病號扯開嗓門：「王醫師，前面那個病人既不是小姐、又不是美眉，你就幫她看了二十幾分鐘，你們老闆請你來上班看診划得來嗎？」

「劉先生，你不要這樣調侃我嘛，那位阿嬤有多重慢性病，又是初診，要多花點時間解釋。」我只能苦笑著說。

這種「爲什麼前面病人看那麼久，我卻特別快？」的疑慮，我聽過不曉得幾回了。然而，就我自己來說吧，對待每一位病人都是一視同仁的。要說有什麼差別，也是因爲**每個病人的症狀、情況有所不同，所需的時間有長有短**。

有些病人因打噴涕、流鼻水而看診，在沒有特殊症狀下花個幾分鐘問診，根據症狀、理學檢查以及開藥即可解決；但某些病患的情形較複雜，的確要透過比較詳細的問診和說明病情，來讓他解除七、八成的疑慮，或需要仔細聆聽病人的發病過程、詳問病史以及就醫經過來判斷病情……這些都是醫師在診療上所必須付出的時間。

可是，很多病人的心態是：不管醫生付出多少時間，病人永遠覺得他看診的時間很短、不如別人。「Patient」這個英文字在名詞上是指「病人」，換成形容詞則是「耐心的」，但有些人卻是不太有耐心的：都希望自己候診的時間越短越好，但是當醫生幫我看診時，最好能夠越久越好。

另外有種病人，一進入診間就說今天要問我五個問題，等到坐下後談了五分鐘解決了其中三個問題，接下來他就「這個、那個……」支支吾吾地問不出來了。爲什麼？因爲他根本沒有這麼多問題好問，該處理的疑慮前面都回答完了嘛！

想一次看診多問問題並不是不行，若能在家先做好功課，**把想問的問題寫在紙上列舉清楚，並挑出目前你最急迫的、最想確認的疾病或症狀列在前三項**，就診時拿給醫師看或唸給醫生聽都可以。而非一次解決十個問題，畢竟這些症狀在你身上也有一段時間了，總得依輕重緩急各個擊破。

希望醫生能跟你聊得比較久，抱著「不問白不問、多問三個問題就省了下次看診費」的心態，相對地就是壓縮到下一位病患的看診時間，同時更是白白浪費醫生與自己寶貴的時間。

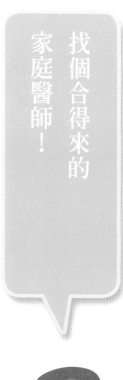

找個合得來的家庭醫師！

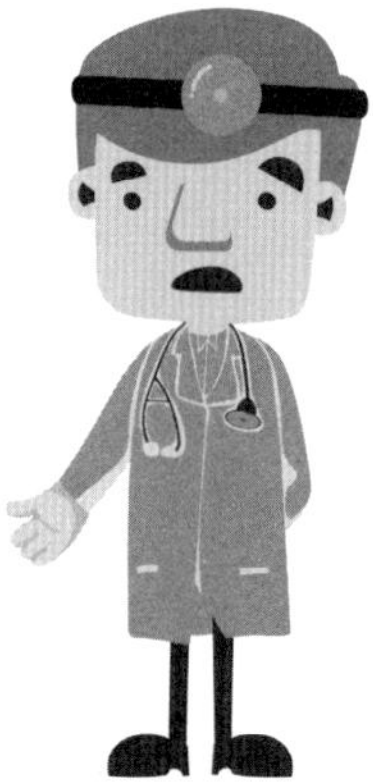

台灣有句俗諺：「先生緣，主人福。」「先生」是指醫生，而病患能找到好醫生，這是一種福氣；也就是說要治好病痛，要靠幾分機緣。

「找對醫生」的定義是什麼？應該是找一位跟你合得來、能與你有良好溝通的醫師；並且，當醫師能針對你的疾病達到某種程度的改善後，你不妨信賴這位醫師。東繞西轉地到處想找尋所謂的「名醫」或「神醫」，只會延長「老是看不好病的狀態」。

感冒爲例，給同一位醫生三次機會治療，不要抱著一帖見效、三日根除的過度期待。至於慢性病，就要有耐心一點了，想想看你都痛好幾載了，眞的看診一、兩次，病就能奇蹟似地療癒嗎？在醫師能傾聽、說明的情況下，至少看診四次以上，才能讓醫師掌握病情和病人的個性，進而調整治療，控制慢性病。假如看了半年眞的沒有達到一半的改善，再尋求別的醫師也不遲。

頻繁換醫生，病當然不會好

臨床上常見病患老說自己病看不好，然後開始細數跑了幾間醫院、看了哪些醫生……也有病人雖然在同一個專科看診，中間卻換了三、四間不同的醫院。

已經在同一個專科不同醫院別跑了三圈，還搞不清楚自己的病因，或症狀沒有改善的話，這表示你的問題不是這個專科別可以解決的，必須尋求其他專科意見。

同時無論是尋求第二意見，或想換間醫療院所看診，應把所有檢查報告、病歷資料彙集好，才能節省醫師問診時間、加速診斷流程。最不可取的是將所有資訊隱瞞不講，抱著一副「看你醫生厲不厲害」或是「來考一下醫生，看你懂不懂」的心態。

一個病徵，當前面不同醫院的三位醫生都已經說：「不需要擔心。」「沒有大問題。」「症狀沒有變化、該做的檢查都做了。」就不要再拿同一個問題去找第四位醫師了。不要越看越有名、非得掛到傳說中的名醫門診，不然就不安心，結果就是醫生幫你診療的時間越來越短，內心根結非但沒有改善，反而更添焦慮。

從基層醫療尋找專屬家庭醫師

在基層醫療體系裡，應該找個屬於自己與家人的家庭醫師（所謂「基層醫療」是指在你住家或是上班附近的診所）。能自行開業的醫師，在醫療的專業及經驗上都有一定的程度，可以在看診人數不算多的狀況下，有充分的時間和溝通的耐心來了解病人。**長期讓固定的家庭醫師照顧，這樣他會是最清楚你身體狀況的人，同時也能理解你的心理與家庭狀態。**一旦有其他特殊疾病需要時，也能適時轉介給其他的專科醫師或醫院做診治。

舉個例子，有位和我很熟的阿嬤，平常有量血壓、服用降壓藥，血壓控制得很穩定。這一陣子血壓突然升高，服藥後不見改善，便直接到大醫院掛急診並轉至心臟科門診做了檢驗檢查，並增加了降壓藥的劑量。沒想到血壓依舊飆高，於是又進急診……最後家屬陪同阿嬤找我看診，聽完她的狀況後，才找出原因。

原來是久居國外的孫子們要回國看阿嬤，使她陷入一種「自我焦慮緊張的漩渦」中，導致血壓升高、藥物的控制不良。最後，經過開導並加了半顆鎮定劑以備突發狀況，阿嬤的血壓也就回到以前的數值。

阿嬤是我熟識的病人，在了解其病史及整體狀況的前提下，加上心臟科的檢驗、檢查，才能做出「心臟方面沒有嚴重的可能」的判斷；也因爲清楚她屬於緊張型的個性，才能從心理層面上著手、作適當處理。

希望醫生耐心回答，就不要找太忙的

「之前有些醫生實在很沒耐心，講沒一兩句話、連臉都還看不清楚就直接開藥，我連問的時間都沒有耶……」這是不少病人跑過大醫院後常有的抱怨。大醫院的醫師看診的病人較多，相對地分配給每位病人的看診時間較少。

前述的阿嬤病人，一開始因爲血壓遽升以爲是大問題，往大醫院急診室跑，由於急診醫生並不了解她的疾病史與心理狀況，只能靠多做檢查並轉至心臟科做進一步檢查以排除重大問題，然後在降壓藥物上加量甚至再多加入其他藥物，可是對血壓的改善效果並不大。

醫師在面對病人時，總是盡力解除病患的疑慮。但是在門診人數多、時間有限時，難免心有餘而力不足。醫生也是人，各有不同的脾氣，有些醫生習慣給簡單扼要的答案：

例一：

「醫生，我需要開刀嗎？」

「要！」

「那我什麼時候開刀比較好？」

「下個禮拜！」

「請問醫生大概會開多久時間？」

「你人來就對啦！問這麼多幹嘛？」

例二：

「醫生！我需要吃藥控制高血壓嗎？」

「要！」

「那我需要吃多久？」

「吃一輩子。」

「請問醫生，藥吃一輩子會有什麼副作用？」

「好好吃藥，問那麼多幹嘛？」

如果你覺得這樣回答簡潔有力的醫師與你合不來，或是碰到沒耐心、也不太情願回答問題的醫生，就改找其他醫生看。

從事基層醫療多年，以一個三到四小時的門診來說，醫師看診二十五到四十個病人，會是比較符合整體醫療效益，也較有足夠時間與病人互動。若超過這個數量的看診人數，就請聰明的病人們不要再掛號了，當一**位醫師的門診人數已經破百，你認爲他還有時間聆聽病人敘述病情嗎？**

希望大醫院的醫生能有較多的時間可以詳細問診、回答你的問題，建議找醫院裡較年輕的專科醫師，年輕的醫生病人數較少，時間相對多，也較有熱忱，剛拿到專科證書不久、學問也最飽足，相信你應該可以從這些醫生身上獲益不少，尤其是一位肯和病人溝通的醫生。

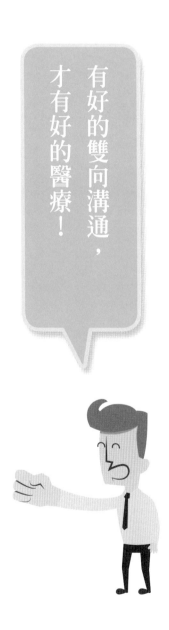

有好的雙向溝通，才有好的醫療！

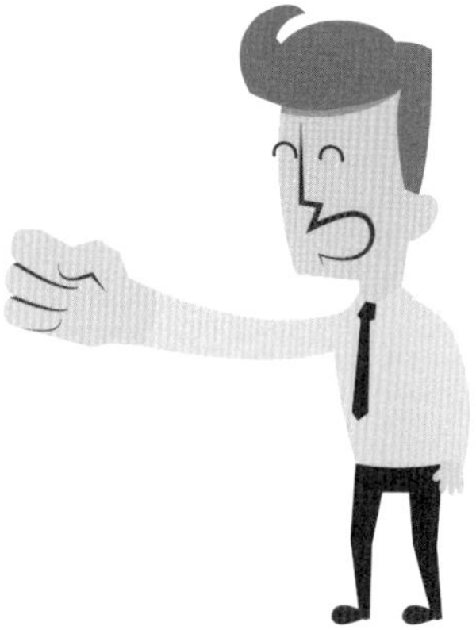

每隔一段時間，就會爆出一、兩則醫療糾紛的相關新聞，每每看到總令人不禁唏噓：醫病雙方一定要演變成對立的關係嗎？多注意一點細節，結果應該會截然不同吧！

大部分的醫療糾紛，都源自醫病間的溝通不良，而非其中一方的故意。醫生和病人在專業知識上，的確存在著不對等的落差，透過細心地說明、技巧地溝通、理性地反映，都能避免不必要的誤會、衝突，也不致演變成遺憾收場了。

當病人越了解自己的身體與疾病本身，醫生也會講得比較仔細；對醫生的問診回答越明確，越能幫助醫生準確地判斷；最後，當**醫生解釋的治療策略你聽得懂，也願意跟著去做，這樣才是一個完整的醫療過程**。不願意了解又不發問的病人，說實在的，醫生該怎麼向你說明才好呢？

主動參與問診，有助醫病溝通

問診，已經不是停留在「醫生問、病人答」或是「病人問、醫生都不答或是簡單答」的單向溝通了。**真正的醫病溝通是「病人講，醫生有在聽；醫生講，病人聽得懂」**。求醫過程中有任何疑問，病人都可以主動提出，醫生可能不知道病人在意、關心的點。在病人數較多的門診，就醫前充實與疾病相關的醫療知識，在紙上記錄好準備發問的內容；就醫時對醫師的說明感到不理解時，就直接發問，不必感到不好意思。

從一般問診的流程來一一拆解：

(1)一開始醫生會問：「今天哪裡不舒服？」再由病人主述症狀，醫生聆聽。所以，一進診間，先把你認爲**嚴重的病情先講在前面讓醫生了解**。

舉個例子：

病人說：「醫生，我覺得噁心、想嘔吐，頭暈頭痛……然後也有拉肚子。」

我問：「拉了幾次？」

「十次！」

我反問病人：「在你說的這些徵兆當中，你覺得拉肚子算是嚴重的嗎？」

「當然嚴重，我拉了十幾次耶！」

「那你爲什麼最後才講？」

「我想說把最重要的放後面吶！」

像這樣的狀況，這位病人如果遇到一位很忙的醫生，沒時間多問病情，可能話才講到一半，醫生的藥單就已經開出來了。一定要把最重要的事、最嚴重的狀況先講，拉肚子拉了十幾次或拉了三天、中間有無服藥、吃了哪些藥，然後再講噁心、頭暈等等症狀。

⑵第二步的醫師問診，用來補充詢問病人忘了說的內容、病人接著回答。病人一定要**清楚描述自己不舒服的情況有多久，具體說明是怎樣的疼痛與不舒服**。

⑶第三步才是喉嚨、鼻子、耳朵或肺部等等器官理學檢查，以及測量體溫的數據檢查；有需要時，才會安排照X光、抽血等等儀器檢查。**流程中可以提出問題與要求**，因爲鼻涕倒流去看耳鼻喉科，醫生看了喉嚨卻沒用耳鏡看耳朵，又擔心有中耳炎的風險時，可以問：「醫生，耳朵悶悶的、痛痛的，是否要看一下耳膜？」醫師便能明白你的需求，進行耳鏡檢查。

(4)最後，進入開藥、處置的階段。整個醫療過程絕不是等著醫生開藥就結束。舉例，醫生將你乾咳一個星期的症狀診斷爲「過敏」，代表往後的治療都會配合預防過敏來作處理。病人應接著問：**「請問大約需要治療多久？」「吃了醫生開的藥物後多久會得到改善？」「是否需要回診？什麼情況下不用回診？」**才能在離開診間後，了解並掌握自己的病勢，這樣才算是完整的醫療過程。

碰到不想聽你說話、不對你作出回應的醫生時該怎麼辦？既然雙方無法有效溝通，那下次就別再麻煩他了！

病情紀錄，請採編年體或紀傳體

在描述病情時，病人講話速度也不宜太快，讓醫師有時間書寫病歷呀！不要像有些可愛的病人，特別是一些有多種慢性病的長輩們，總想把過去十多年來大大小小的疑難雜症，從頭到尾全部報告一次。最好的方式，是事先做一個表單，用編年體或紀傳體寫都可以。

「啊！醫生你很好笑欸，當作在寫史書喔？」沒錯！病情紀錄就是記載疾病在自己身上的歷史。

「編年體」是此時間順序作爲紀錄，例如：

上個星期一開始打噴嚏、流鼻水，星期四之後腹瀉拉了兩天，星期六早上發燒，下午掛內兒科門診，吃了兩天的藥、感覺……

這是以時間爲主軸來敘述病情。

「紀傳體」則是以較嚴重和不舒服的事件爲主軸記錄而成，譬如：

一開始肚子痛又發燒，去看了內兒科，後來合併有拉肚子現象，跑去掛了腸胃科……

網路查病適可而止，但請不要自己當醫生

對自己的症狀、疾病感到不解而上網查資料多了解的作法很好，蒐集了資料後，請務必向醫生詢問、討論，千萬不要自己下診斷、決定後續治療流程。

在看診時間不夠充足的情形下，病人描述病情、發問的時間過長，相對地也會壓縮到醫生說明病情的時間。看診時間夠的話，病人事先蒐集各方資訊、有條理地發問，這樣醫病之間一來一往的互動其實是一件好事。醫生花時間去了解病人對疾病的認知到達何種程度，而病人是否又有偏差的觀念。例如：

病人：「上個星期到醫院做健康檢查，血壓高的是一百五、低的是九十五，我是不是得了高血壓？」

我：「那你回家後有再量過嗎？」

「沒有吶，但我剛剛來你們診所這裡有量，一樣還是高耶！王醫師，聽說高血壓治不好，這種病難道後半輩子就要這樣跟著我嗎？一定要吃藥嗎？藥是不是會造成陽萎？」

「你現在只是血壓偏高，是一個現象，但不見得就是高血壓喔！眞正的高血壓疾病必須經過醫師的診斷，而且就算得到了也不是什麼不治之症……」

由病人主動告知、提出疑問，醫生就可以掌握病人對自己病情的認知和態度、了解病人心中想什麼，才可以在當下作適當的補充與修正，讓病患了解怎麼做對自己更好，對往後的醫療才能更配合，這樣病情才能控制得當。

當個上道的病人，醫生就能符合心目中的標準！

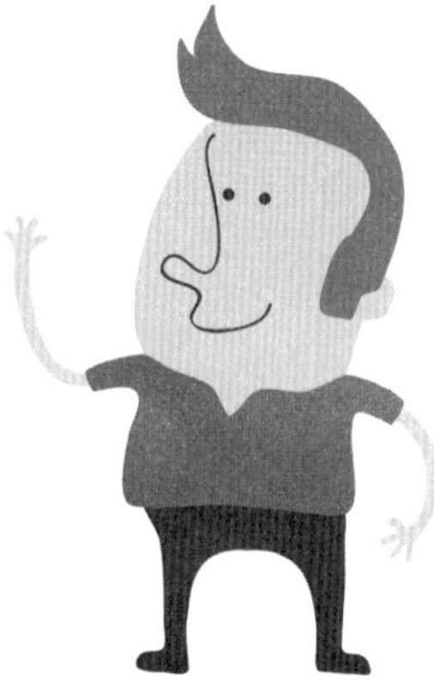

「王醫師，我覺得你問題好多喔！上次我去看其他醫生，怎麼都沒問這些？」爲了正確診斷並能對症下藥，醫生應該在看診時間內多了解病人，有些病患遇過的醫生沒問得這麼詳細，以至於不免發出這樣的疑問。

爲什麼醫生該問病人的問題卻沒問？該做的檢查沒做（比方咳嗽時沒用聽診器聽呼吸聲、耳痛沒用耳鏡看耳膜）？原因不外乎是看診時間太短而忽略；要改變這種情形，就是需要病人們去要求醫生做醫生該做的事。**鼓勵大家成為「上道」的病人，這個「道」指的是「醫道」**。在醫療過程中，當病人變得更積極、主動，醫生也會更細心、謹慎，對病人的病情才能改善。

如何變成上道的好病人，可以從兩方面來說：

一、慢性病人

高血壓、糖尿病、心臟病、高血脂症、慢性呼吸道疾病、痛風等等的慢性病病患，這些病跟著你少則半年，多則十年以上，你對自己的病情是否夠了解？該做的記錄做了嗎？

高血壓病人是否有養成每天按時量血壓、記錄的習慣？而不是來跟醫生說：「我最近血壓怪怪的！」（「最近」是多近？這兩天，還是這個禮拜？）醫生接下來再問：「有沒有量血壓？」病人答：「沒有吶，但我就覺得怪怪的。」醫病的對話是由病人先起了一個頭，但在病人自己都沒辦法精確表達的情況下，接下來並非醫生不問了，而是醫生也很難再問下去只好直接加藥來控制。如果是跟醫生這樣描述：「我昨天起床後感覺頭怪怪的，量血壓一百五、九十，吃了降壓藥後隔兩小時量血壓降到……」醫生一定會傾聽你的病況發展，因爲你把重要性、順序，甚至連自己的診療處置過程都講得非常清楚。

高血壓病患要有血壓紀錄卡，糖尿病患要有飲食紀錄單、血糖紀錄卡，回診時只要把突發狀況講給醫生聽。每月回診的高血壓病患，把前個月來每天的血壓紀錄給醫師，醫生就能了解最近的狀況，病人也能透過紀錄更了解自己的狀況，而不是感覺怪怪的，卻不知如何面對。

慢性病人每三個月或半年要抽血檢查一次，醫生沒辦法照顧到每個病患，難免有時候會忘記，但病人自己一定要記得，並適時提醒醫生：「我是不是該做檢查了？」

二、急性病人

感冒、腸胃炎、腳痛等急性狀況時，描述病情從兩個方向來講：第一種是按照時間順序，第二種是依照病情的重要性。這兩種講法只要有條理的陳述清楚，醫生都可以了解。

此外，即使是平常也有的狀況，也務必把跟疾病相關的所有症狀描述給醫生聽。例如：

病人說：「醫生，我今天因爲肚子很痛，所以來看你。」

我問：「有沒有拉肚子？」

病人：「有。」

再問：「拉幾天？」

病人答：「三天，每天好幾次。」

我反問：「你覺得不嚴重嗎？剛剛一開始怎麼沒說？」

「啊？我每隔一兩天也都會拉肚子耶！」

以腸胃問題而言，「脹、痛、吐、拉」或有其他伴隨產生的不舒服症狀，都必須交代清楚。

年紀較大的病人，習慣把自己上個月、上上個月的種種狀況也都拿出來講，這就沒有必要了。

要進行更有效率的醫病溝通，由了解病人的家屬陪同、陳述病情，並準備經過歸納後的摘要。否則問阿嬤，阿嬤說不清楚，陪在旁邊的家屬或外傭又在狀況外，醫師也很難再問診下去。

如何善用醫生戰士來對抗疾病？

要當個上道的病人，了解如何善用健保資源。覺得自己已經不需要藥物，可以跟醫師請教是否不必再開藥。舉個例，高血壓患者的血壓控制地很好（一天量四次，血壓都一百二、七十以下），藥物自行減半吃了一個月血壓依舊穩定，因此有剩藥，可以吃到下個月，回診時就直接跟醫生說吧！不用「歹勢」。有些狀況是你不好意思跟醫生說，而醫生也好像不太想聽你說，那就表示你們之間的醫病關係不太融洽，那你又何苦執著非得看這位醫生不可？

拿著甲家健檢診所的健康檢查報告去問乙診所、丙醫生，並無不可，而是病人本身究竟抱著什麼樣的心態呢？曾碰到病人說：「醫生，你幫我看這家醫院做的電腦斷層有沒有問題？」希望藉由其他醫療單位，來判斷原來的院所有無檢查錯誤，這種心態就不足取了。

醫生是人們對抗疾病時，最了解「疾病與人體交戰關係」的戰友，也是與病人一起合力抗病的同盟；**病人懂得回傳體內的明確「戰況」「情報資訊」，醫病雙方能進階到抗病對策的「戰術」**討論，也才能得到更精準有效的照護。一個肯用心配合、主動追求健康的人，自然就會學到如何把醫生這個有力的戰友，善用在最佳的打擊位置啊！

PART2

掛錯科別，看錯醫生，難怪病不會好！

大部分的人會跑錯科的病症

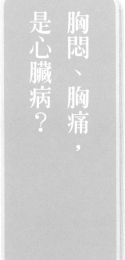

胸悶、胸痛，是心臟病？

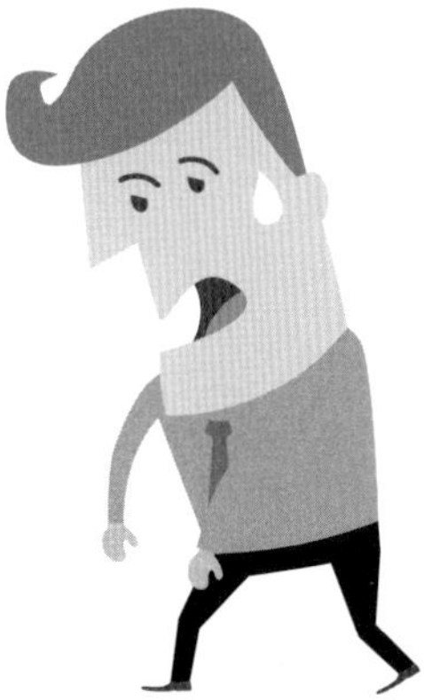

某天上午，診間匆匆走進一位年近四十歲的上班族小姐，滿臉憂心忡忡，一手還捂著胸口。「怎麼啦？」這位病人從來沒見過，是初診。朱小姐表示剛搬到附近，幾天來一直感覺胸悶不適，昨天上班途中還發生胸痛，所以就近就醫。

「醫師，我是不是得了心臟病？有沒有可能是肺腺癌？」

「什麼時候開始感到不舒服？」

「嗯，好像有好幾天了吧，欸，也許超過一個禮拜了……」

經過問診、理學檢查及測量脈搏和血壓後，研判沒有太大問題，但朱小姐顯然還是不放心，於是安排了檢查。

「報告顯示沒有特別重大異常狀況，目前不必過於擔心肺部或心臟有問題。」

這下子，朱小姐面露慍色、提高分貝地問我：「醫師，你說這既不是嚴重心臟病，肺部也很正常，那我這麼不舒服，到底是怎麼一回事？」

醫師診斷前會做的事

胸悶、胸痛是一種特殊也常見的狀況，大家都會擔心是不是跟心臟、肺臟或是心血管疾病相關。簡單說，就是會不會得了心臟病或是肺部重大疾病，尤其是心肌梗塞？或是肺癌？

胸悶、胸痛這種病徵（注意！只是病徵，並非疾病），醫生會先從性別、年齡以及過去有重大或具危險性的疾病，採用「排除法」來告訴病人「目前沒有立即、重大，或是致命性疾病的可能」。也就是說，**第一步要能判斷出病患是否有立即的生命危險**。

初診病人表示胸悶、胸痛時，必須經過初步問診和理學檢查：

⑴病患有無高血壓、糖尿病等等慢性病史？是否規則服用藥物？

⑵病患有無開刀、重大手術的病史？

⑶脈搏跳動是否順暢，心臟聽診是否有明顯的心雜音？

⑷呼吸是否順暢，肺部聽診是否有異狀？

⑸一、兩年內是否做過健康檢查？等級如何、結果如何？

⑹病人的家屬是否有心肌梗塞、腦中風或肺癌、乳癌的家族史？

⑺是否就診過、服過藥物？效果如何？

假如病人沒有其他心血管疾病病史，脈搏呼吸還算平順，健檢也沒有紅字，就會安排胸部X光、靜止心電圖檢查，以排除「立即危險性」與「現在有重大疾病」的狀況。心電圖沒有異狀，X光片也沒有看到〇．五公分以上不明陰影，或是氣胸的情況下，會告知病人不用太擔心，問題不如想像中的那麼嚴重。此時的胸悶、胸痛與心臟病之間的關聯，可能連百分之五都不到。

胸部悶痛原因多樣化

病人最恐慌的肺部、心臟的重大疾病先排除掉之後，病人會要求醫師給他一個答案：「那我到底有什麼病？」

胸悶、胸痛僅是一種症狀，可能的病因有很多種，在「不同的階段和情況」，告訴病人最有可能的疾病。

有位五十多歲的女性因胸悶、胸痛看診，經過問診以及理學檢查確定沒有大問題後；第二次看診時反映胸痛同時出現咳血現象。想起以前當實習醫師時曾碰過的特殊狀況，便問：「跟月經有沒有相關？」病人表示症狀大概都在生理期左右發生。安排胸部X光檢查後，發現有輕度「氣胸」狀況，於是塡寫轉診單，並且請病人記得提醒主治醫師，她的「胸悶、胸痛」跟月經週期有關。

這是子宮內膜異位症引起的氣胸，就是子宮內膜組織跑到肺部，使她在月經期間內出現呼吸困難、咳血等等的氣胸症狀。

爲什麼我沒有直接告訴她病名呢？因爲很多病人一聽到醫生說了某種「特殊病名」後，都會認眞搜尋，吸收到的卻都是比較負面，甚至是錯誤的資訊，令人十分擔心。這就是爲什麼要「視階段與情況告知」的情況。

胸部悶痛、呼吸不順症狀，除了上述的「氣胸」，也有以下可能：

⑴五十五歲左右的女性，懷疑是否有更年期障礙：以前界定更年期是女性五十歲左右（上下正負五歲），近年來則下修至四十五歲（上下正負三至五歲）的年齡層。顏面潮紅、月經不規則等等，均屬於典型的更年期症狀。

但有些症狀偏偏就是「不典型」，例如：莫名的緊張、胸悶、胸痛、心悸，甚至掉髮等等，都可能與更年期相關。特別建議女性一定要跟婦產科醫生「做好朋友」，該做的定期檢查要做，才能了解自身的狀況。

⑵容易焦慮、緊張，對自我和他人要求高的「A型人格」特質：此與「完美主義」「處女座性格」有異曲同工之妙。病患因爲無法接受人、事、物「沒有達到預期完美的成果」而感到失落，導致胸悶、胸痛，還會出現睡眠不佳，甚至失眠等等現象。

⑶自律神經失調：現代人交感神經、副交感神經不協調的比例非常高，處在一種交感神經興奮的狀態，造成心跳加快、血壓升高、呼吸急

促、胸悶胸痛、流汗、腸胃蠕動異常（變快或變慢）等等症狀，可以透過自律神經檢測儀來判斷。

這類病人的症狀不只（胸悶、胸痛）一種，經過治療、某些症狀消失以後，又會出現他種不適症狀。根本的解決辦法是調整生活步調與心情調適，以及適度的運動。

⑷二尖瓣脫垂：心臟二尖瓣的結構異常所造成，導致心臟血流不順，感到胸悶，通常只會有單純的胸悶不適。不像心肌梗塞會有放射性的痛感，也不像心肌梗塞的悶痛，經常發生在天氣變化、凌晨時分、情緒激動、勞力活動後，或是吃飽飯後等特定狀況。相反地，心臟二尖瓣脫垂的胸悶多為不固定的、無法預測的，可能在休息時、什麼事都沒做的情形下，就發生不舒服的現象。

它無法完全痊癒，但也不太會惡化；在所有的心臟問題來講，並不算嚴重，經由心臟內科做心臟超音波的檢查即可確診。感覺不適時，適當地服藥即可讓症狀緩解。

(5)胸部中間或是心窩處的疼痛、兼有慢性咳嗽者，可能是因爲「胃食道逆流」所引發。過去胃食道逆流不算是一個常見的疾病，但近十年來，已成爲引發胸悶、胸痛以及慢性咳嗽最有可能的前三大病因之一。（關於胃食道逆流，第一二八頁另有詳述。）

引發心臟病的警訊

在哪些情況下，應懷疑可能是心臟病呢？必須立即就醫治療？

(1)有高血壓、心臟病或心血管疾病的病患，當胸部有明顯的悶痛，有如大石頭悶壓的特殊感覺。

(2)特定部位轉移的痛，例如從胸部心臟部位放射牽扯到下顎、左肩部的疼痛。

(3)此外，只要是一**直持續的劇痛**，就是在告訴你：「不對勁！」

以上這些情形發生時就要格外小心！**必須立即前往大醫院內科急診緊急就診**。如果是心肌梗塞的舊病號，發生胸痛、胸悶，必須先含舌下硝化甘油含片，立即就近至大醫院內科急診作心電圖和抽血檢查心肌酵素，以排除心肌梗塞復發的可能。

病人該做的事

自覺胸部有不舒服時都不應輕忽，尤其是胸悶、胸痛發作的時間長度、頻率或症狀都跟過去不相同的時候。因此，病人最應該做的事就是「記錄」。

「胸悶、胸痛」持續多久了？是今天、兩天、兩個禮拜，還是一個月，甚至有兩、三年？什麼時候會發生？每次痛多久（時間長短）？多久痛一次（頻率）？哪些因素會讓病徵加重或減輕（喝咖啡、睡眠不足）？

有這些症狀時，醫師必須列出引發症狀可能的原因，或是最常見的疾病，特別是要確定有沒有立即致命的危險，醫師必須按照病徵來問診，接著才是進行理學檢查、儀器檢查。當病患記錄得越清楚，就越能幫助醫生在有限的時間內，作出判斷與治療。

感冒、過敏分不清？

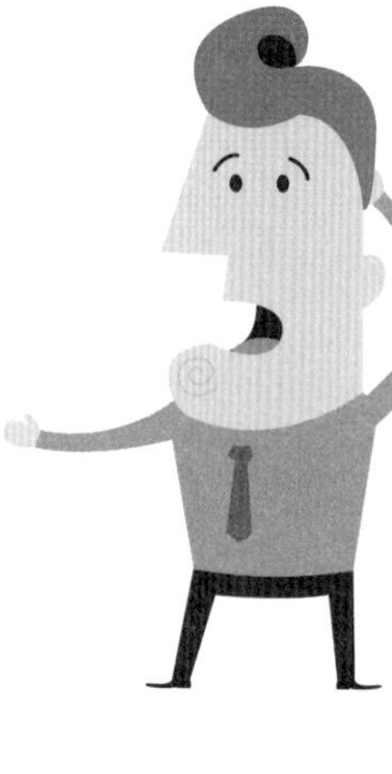

候診名單中，有個名字並不熟識，是初診。阿伯進門都還沒坐下，便中氣十足地說：「厚，我在阮家附近的診所連看一個月，病都看不好吶！」

「阿伯，請問你是哪裡不舒服？」

「啊……就一般的感冒呀，怎麼藥吃了一堆都吃不好啦！」

經過問診，了解病情、理學檢查並了解之前患者所服用的藥物後，跟這位長者溝通：「我調整一下用藥，這次先吃這三顆藥丸試試看！」

「蝦密？我之前吃七顆都不會好了，你只開三顆？醫生，你太小氣了嘛，還是你欺負我老人家？」

「阿伯，你先試著吃三天看看嘛！之後症頭有好一點再回診來討論，這樣好嗎？」

阿伯抱著狐疑的眼神盯著我，勉爲其難地接受便離開了。

等他再次回診時，阿伯衝進來喜孜孜地說：「醫生，你的藥ㄚ卡厲害喔！三顆而已也沒用雙色膠囊，我這幾天人就感覺好很多了耶！」

唉！阿伯，其實不是我的藥有效，是因爲你的病不是感冒，而是過敏呀！

感冒、過敏應該怎麼區分？

感冒是一般俗稱，並非醫學名詞，英文稱爲「cold」「common cold」，正式的醫學名稱爲「急性上呼吸道感染」，英文簡稱爲「URI」。包括鼻子、咽喉到氣管的範圍都統稱爲上呼吸道，因爲頭痛、喉嚨痛、咳嗽、鼻塞、流鼻水、打噴嚏等等問題來看醫生，通常會以「上呼吸道感染」的病名來做初步診斷，再視各別狀況決定要做哪些處置，或開立藥物。

如果是「一般的感冒」，不會有發高燒現象，而是會產生鼻塞、流鼻水、喉嚨痛，或者咳嗽、有痰等等症狀。而且每一次感冒的症狀都不太一樣，原因是引起感冒的病毒可能超過百種以上。如果是感染到的是鼻病毒，那就會有鼻塞、打噴嚏的症狀；如果是腺病毒，可能會出現眼睛紅、喉嚨痛的不適，這就是因爲不同的感冒病毒，而引起不同的病徵。

「醫生，我每次感冒的症狀都一樣呢！」這樣一來，你得的病不是感冒，而是過敏了！

過敏是因為環境中有過敏原而產生的症狀，每個人的過敏原、過敏症狀可能都不一樣，發生在眼睛為過敏性結膜炎，鼻子則是過敏性鼻炎，發生在氣管稱為過敏性支氣管炎，反映在皮膚有異位性皮膚炎、蕁麻疹……

引發感冒的病毒是有季節性的，也可能一年到頭都有。病程約三至七天，且病程中的症狀是有變化的，一開始可能是鼻塞、流鼻水，接下來流鼻涕；或是一開始乾咳、接下來有白色痰的咳等等。

然而，**感冒與過敏也可能同時發作。無論是過敏或感冒，醫生給藥都是以病人描述的症狀為主，也就是「症狀治療」**。

一旦持續性高燒或是喉嚨劇痛、持續咳嗽，加上黃綠色膿痰、黏稠鼻涕（小孩則會看到鼻開孔處有大量的黃色結痂），代表**有細菌入侵，已轉為化膿性的扁桃腺炎、鼻竇炎、支氣管炎，目前的症狀並非感冒，也非過**

敏。在治療上就必須使用到抗生素，一般須吃五至七天，有時則須服用二星期至一個月。

病程長短也是一個考量。有病人說：「醫生，我不舒服兩個禮拜了，有時痰咳有時乾咳，痰是白色泡泡狀……」這種現象超過一、兩個星期，一定不是所謂的感冒，百分之九十五都是因過敏引起。

感冒到底要不要看醫生？

有一說法提到：「感冒不用看醫生，也不必吃藥。」我的看法則是：若經過具有醫學專業背景的專業人士判斷，是因感冒病毒所引起的，當然可以不用看醫生！甚至自行購買成藥進行症狀治療也可以。

看醫生只有一個重要的目的，就是「確認這個病不是感冒」，而是其他比感冒更嚴重的問題，或是這些症狀將來有可能趨向嚴重疾病發展。**醫**

生的專業在於「排除重大可能」。在感冒的症狀下，醫師為病人安排理學檢查，避免病患轉變成中耳炎、鼻竇炎、支氣管炎，甚至變成肺炎、腦膜炎、心肌炎等等更棘手的狀況，提醒患者病程中應當注意的事項，才是就診的目的。

「感冒不用看醫生」的論調，有人會舉美國為例來做比較，認為美國醫師不會隨便開感冒藥給病人，只給止痛、退燒藥，台灣醫生為何都讓病人服用多種藥物呢？美國幅員廣大，要找醫生治病不是件容易的事，大多需要約診，而且看診費用不便宜。

對美國人來說，症狀沒有到某種嚴重程度，並不會去找醫師處理，大多會依症狀到藥局購買成藥，並遵循藥師的用藥指導。台灣就不一樣，三、五步就有一家診所，掛號費用只要一、兩百元，與其自己判斷是否為一般感冒或是「非感冒」，為何不找專業醫師進行診斷？這就是台灣醫療的方便之處。

也有人說：吃感冒藥會破壞免疫力？我認爲有點言過其實。**具有專業學經歷的醫師所開立的藥物，只要是正當使用，都是安全的。**

「感冒要多休息、多喝開水」是有其學理上的根據；衛福部在感冒流行期也會呼籲：「多喝水，多休息，少去公共場所。」但是當你已經用盡方法，多喝水多休息，也服用維他命C或綜合感冒藥等等作法，仍舊感到不舒服，甚至已影響到日常生活與工作，那麼看醫生、拿藥吃，幫助緩解症狀，有何不可？

病人可以做什麼？

只要是上呼吸道有症狀的病人，酒類、冰品、炸物、辣的不吃，外出戴口罩，多喝溫開水，這都是基本保養。醫生開立的是「症狀治療」藥物，病人覺得狀況改善，可停藥不吃。

如果醫生開的是針對細菌治療的抗生素，病人一定要規則服藥、按醫囑回診，即使自覺病症已痊癒，還是**必須等到醫生說可以停藥、不用回診才算數**。

要避免過敏的發作，環境因素最重要，首先要避開過敏原，尤其是呼吸道方面的過敏，更要格外注意：

(1)過敏原：灰塵、黴菌、冷空氣、塵蟎、蟑螂本身及其排泄物。

(2)盡量不要吃冰的、炸的食物。

看醫生是為了幫你對抗重大疾病！

大家應該要了解，醫生的專業核心，是在於幫病人防範並抵抗更恐怖的疾病，以免陷入更棘手的狀況。如果大家都有這層認知，就能和醫生合作無間了。

(3)居家環境不要使用厚重的窗簾，改用不織布或防蟎材質的窗簾，或是百葉窗。

(4)盡量不要鋪地毯，否則應以防蟎清潔劑定期清潔地毯。

(5)盡量避免接觸絨毛填充玩具、使用防蟎寢具，外面再套上一般印花被單或枕套（一星期清洗一次）。防蟎寢具要注意避免因多次清洗而破壞防蟎效果；絨毛玩具每兩個星期用50℃以上的熱水清洗。

(6)盡量不要養有毛髮的寵物，如果一定要養，應飼養在陽台、庭園裡，不要進到臥室內。

(7)空氣污染也是誘發過敏的重要因素，家中不可有人抽菸（二手菸、三手菸也一樣），燒香要開抽風機，不使用精油等芳香劑。

(8)建議安裝有HEPA的空氣清淨機或是除濕機，濾網一定要定期更換，以保持適當的溫、濕度。

針對感冒症狀，要是有持續未癒、看醫生次數已經超過第三次而未痊癒時，就應該主動詢問醫師：「我的狀況需要做什麼檢查嗎？」或者「需要到醫院嗎？」以進一步了解病因。

鼻不通，吃藥、手術、鼻噴劑，到底哪個才有效？

耳鼻喉科做手術治療有沒有用？開刀或是鐳射改善肥大問題後，鼻孔的通道當然會變得比之前通暢，但原來過敏的問題並沒有解決、依然存在啊！經過反覆性的過敏就會再次發生同樣的下鼻甲肥大、鼻中膈彎曲等等症狀。那麼，是手術失敗囉？當然不是，是你的生活習慣沒變（冰品、炸物依然照吃）、保養沒做好。過敏性鼻炎體質能不能改變？老話一句，冰炸物不吃、出門戴口罩、養成運動習慣，才是根本之道。

假如病人以上的保養都做不到，那就只有乖乖吃藥一途。經由醫師開立的類固醇噴劑，是目前治療鼻過敏的標準方式。它有缺點：非即噴即效，所以患者必須長期使用。通常會提醒病人，如果鼻子對氣候變化非常敏感，一年使用四至六個月是可以的。其他症狀較輕的人可在重點季節，例如在台灣較易引起過敏是每年的十月到三月，也就是秋冬交際和冬春交接時。

由於藥效不是即噴即效，記得要提早噴，譬如病人不要等到十月換季時才噴，大約九月中就應開始使用。使用鼻噴劑、加上抗組織胺口服藥物，對過敏性鼻炎有良好的防治作用。

市面上有一種去鼻塞噴劑，即鼻黏膜血管收縮劑，一般藥局就可購買得到，加上藥效超快，不少人會自行購買使用。最好別長期使用，此藥劑主要是透過讓鼻黏膜腫脹的微小血管收縮，進而達到通暢效果。

它的問題在於會導致所謂的「反彈性腫脹」，也就是藥效一過，又會形成血管的膨脹，鼻子再次塞住不通了。接下來病人又用藥，不久又塞，越使用維持效果越差。

洗鼻器也是一個可搭配的輔助辦法，它能幫助把鼻子裡的髒污清洗乾淨，好處是能清潔到鼻竇開口部位。不過，要記得用對方法；以洗鼻器沖灌鼻子時，必須改用嘴巴呼吸，並且以特定角度讓水從另一側鼻子流出。不一定要購買洗鼻鹽，一般用生理食鹽水，或用煮過後的溫冷開水，加少許食鹽調整濃度即可，主要是讓鼻黏膜感覺比較舒服。

一直咳嗽是警訊，你應該這樣做！

咳嗽超過二個星期，應該到有放射線設備的醫療院所，做胸部X光檢查為宜。

摸到不明腫塊，是癌症？

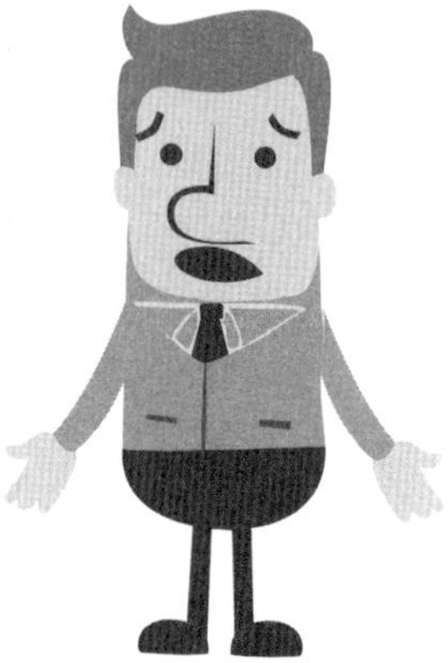

每隔一段時間就會遇到這樣的病人。

一開始，他們總是憂心忡忡地走進診間。

「請坐，今天哪裡不舒服？」

「王醫師，我早上覺得頭有點痛，也有流鼻水……」病人欲言又止，「但我其實不是爲了這個來的。」

「嗯？」看著病人滿臉的憂愁，我也覺得他不是要來看感冒。

「我摸到肚子上面有個小腫塊，已經兩個禮拜了，加上這幾天我又不時地胃痛，壓那個小腫塊也會痛，我會不會是得到胃癌啊？醫生，你幫我排個檢查吧！」

我摸摸病人肋骨下緣接近心窩處的地方，果然有個小小突起。「放心！不是胃癌。」

病人先是鬆了一口氣的模樣，接下來有點惱怒地說：「醫生，我這一陣子擔心的要死，結果你光這樣摸一摸，什麼檢查都沒做，就跟我說沒事？」

唉，病人來看病、醫生說沒事，結果竟演變成這樣收場。

發現腫塊先別急，辨明位置、硬度再觀察

現代疾病資訊的來源十分廣泛，病患也非常有警覺性，都已經先收集

好資料，來到診所希望醫師幫他作最後的終極審判。這也沒什麼不妥，但像上述的這位病人，在家白白擔心受怕了好些天，才發現是虛驚一場，本來胃都好好地沒事，一緊張之下也搞出胃痛來了！

而令他擔憂異常的腫塊，其實是劍突。人體的肋骨在胸部上接著胸骨，而胸骨分作三塊：胸骨頭、胸骨柄、劍突。劍突，就位在心窩處，也就是兩側肋骨在胸腔下緣的交接處。此劍突下緣部位有點分岔，當人的肚子從中年開始越來越大、肚皮便向外撐起，連帶將劍突一併往外撐，過一陣子瘦下來後，劍突並沒有恢復原位，也可能是病患平常都吃得很飽，有一段時間食量略微減少後，便形成一個突起，或是以前沒注意，不經意觸摸時才突然意識到它的存在。

在皮下摸到一個明顯突起，此突起就人體解剖學而言是不存在的，這才是醫學上所定義的「不明腫塊」。腫塊如果是在骨頭處、摸起來有如骨頭的硬度，傾向是骨頭增生現象，或因骨頭受傷碰撞後產生血腫包、血塊經吸收後產生鈣化現象，屬於這種情形，罹患某種惡性疾病的機率就比較低了。

長在四肢肌肉組織的地方，尤其是下肢處，可能是病患之前因外傷造成血腫塊，後來**變化成有如骨頭般硬度時，就要懷疑有惡化的可能**了。

身體表面摸到不明腫塊時，首先判斷：

(1)位置在哪裡？是在頸部、腋窩或鼠蹊部、還是乳房周圍位置……

(2)軟硬度如何？例如是有如骨頭的硬度呢？或是像肉的觸感？如果是像骨頭的硬度卻長在非骨頭的位置，應注意；假如是像肉的軟硬度、長在皮下軟組織處，則脂肪瘤的可能性較大。

(3)是否伴隨附近淋巴結腫大？

摸起來不對勁，是淋巴結腫大？

以爲自己染上重症，通常都是在頭頸部、腋窩或鼠蹊部淋巴部位摸到腫塊作爲開端。

人體淋巴結分布較多的地方，是在耳朵後、頭頸部、腋下以及鼠蹊部。在這些部位摸到不明腫塊，百分八十五屬於淋巴結腫大，又分成慢性及急性兩種。

⑴**慢性**：已有一段時間，比較不會有疼痛感的稱「無痛性淋巴結腫大」，須追蹤觀察。假如淋巴結是屬於這種不痛的、固定位置且有慢慢變大跡象者，擔心有可能是癌症轉移的淋巴結腫大。

如果是在頭頸部的話，當心鼻咽癌的可能性，這是在大陸東南沿海地區（包括台灣）比較好發的癌症之一，卻是癌症中，早期發現的治癒率相當高。有疑慮的患者，應積極至耳鼻喉科進行檢查。

女性若在特定區域（胸鎖骨附近、乳房周圍）發現淋巴腺腫大現象，且爲無痛性的，則可能有乳癌方面的問題，應至乳房外科做乳房攝影或乳房超音波檢查。

(2)**急性**：「醫生，我下巴、下顎中間的地方怎麼有突起！」當感冒、咽喉發炎時，會在喉結上方靠近下巴處，發現兩側有點腫痛。這是舌骨大角的成對突起，因爲周圍組織發炎而產生疼痛感，不用太擔心。而因爲感冒導致耳後、下顎處出現疼痛性的淋巴腺腫大，只要感冒痊癒，這些腫大也會縮小。

感染、發炎產生的淋巴結腫大，具有可移動（與其他組織間的連接不那麼緊密）、按壓有點痛、邊緣較光滑等性質，都是偏良性的。在相關的疾病被治癒後，就會消滅一些，有時會留下像小指般或黃豆般大小的腫塊（如腋下、鼠蹊處的淋巴結），是因爲發炎反應時間過久、造成組織纖維化，好比說身體打完一場戰爭後所留下的廢墟一般，比較不用擔心。

一旦發現這個小廢墟又有變大又疼痛，代表身體又有一場戰役發生，自己就要多加留意了。

懷疑是癌症時該怎麼辦？

皮下組織的「脂肪瘤」或「脂肪纖維瘤」，不會出現在淋巴路徑上，特徵是摸起來平滑、軟硬度均勻。一開始時，病人是不會有感覺的，一旦發現後大多非常擔心。脂肪瘤屬於良性者居多，目前醫學上僅有極少數個案爲惡性脂肪瘤。

脂肪瘤，家族遺傳體質造成的個案頗多，一整個家族的人，身上長出爲數不少的脂肪瘤，經醫生判斷後都不會有什麼問題。當病人覺得有礙觀瞻，或大到某個程度、病人碰觸後有痛感，想去之而後快時，可經由手術切除。

身上的腫塊與癌症的相關性究竟如何？從觀察體溫開始，病人持續發燒或體溫一直處於較高檔時，對癌症的思考就要有敏感度。擔心是癌症，可求診皮膚科，醫師會先做觸診、根據位置做判斷，有必要時再依部位作超音波或病理切片檢查。如果是在特定區塊感覺有淋巴腺腫大，比方說頭頸部就要找耳鼻喉科醫生利用鼻咽鏡做檢查；發現乳房有腫塊時，則應求診於乳房外科醫師。

兩點提醒：

⑴**身上有不明腫塊時不要沒事就去搓揉它**，這樣一來反而會造成腫塊周圍組織發炎、淋巴液循環受阻。

⑵**強調可以增強免疫、刺激新陳代謝、排毒的淋巴導引或按摩，就不必考慮了**。

有疑慮時還是盡快向醫師諮詢吧！

倦怠無力，要趕快做肝功能檢查？

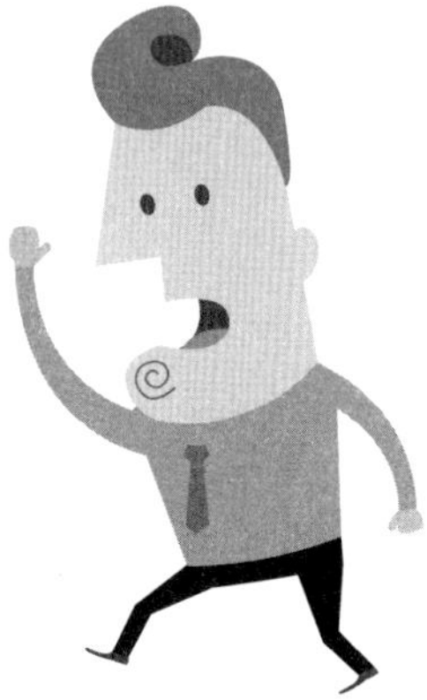

門診裡總會碰到形形色色的病人，在診間發生的所有對話、片段便構築了我一天的生活。

有天，問診和理學檢查完畢、一邊開藥時，一邊這樣問病人：「請問你今天要幾點睡？」

此時病人突然緊張起來，支支吾吾地回答：「醫生，我今天會早一點睡。」

只好再問：「那早一點是幾點？」

「呃……大概一、兩點，醫生你是不是要提醒我早一點睡，肝才不會出問題？」

還有另一種版本的回答：「王醫師，最近工作超忙又很累，也很怕爆肝啦！那你希望我幾點睡比較好？」

唉喲！這些想太多的病人吶，你就直接回答我幾點睡就好了呀！因爲你們看診的時間不同，尤其是下午診或是夜診時段來看診的病人，會因你就寢時間的不同，決定今天吃藥的時間和次數嘛！

只有肝功能異常，才會帶來倦怠感？

肝功能的迷思，除了「晚睡熬夜傷肝」之外，還有經由電視廣告強力放送的「不想人生變黑白，就要多吃保肝丸」。另外，最常出現的一種狀況，就是病人自認爲有疲倦感：「醫生我嫌倒倒、軟告告（台語，全身無力之意），甘是肝功能不好？」「我是不是要做GOT、GPT檢查？」

全身乏力、倦怠的症狀，從兩方面來說。

一、生理疾病

醫生先**觀察病人的眼白與手掌，可百分之八十確定病人是否有黃疸狀況**。擔心自己的肝臟功能，可自費抽血做肝、膽十項功能性檢驗。結構上的問題，以腹部超音波檢查肝、膽、胰、脾、腎等臟器。因爲**脾**、**胰**、**腎臟功能不佳**，同樣也會有倦怠乏力的現象；另外**心臟功能異常者**，亦會感到疲乏無力；**貧血**、**甲狀腺功能低下**症狀也會倦怠。

倦怠，是很常見的症狀之一，屬於非特異性的主訴病症。**很多疾病都可能造成全身倦乏無力，不只有肝臟問題要考慮而已**；單純只有倦怠一種症狀，不具有診斷特定疾病的指標性，考慮的疾病層面會變得比較廣泛，衍生的相關檢驗檢查也就比較多。

排除肝臟有異狀的情況後，可安排抽血檢驗來看是否有其他可能：

(1)**血糖值是否較低**？體內血糖偏低也會產生疲累感、頭昏等等症狀。

(2)**血色素是否偏低**？病人有無貧血現象，醫生會拉下病人眼皮觀察下眼瞼，病人也可自行觀察指甲顏色，偏白者可能有貧血問題，可抽血來確定。

(3)**甲狀腺是否低下**？觸診若發現甲狀腺有腫大現象，須抽血檢驗並加做甲狀腺超音波檢查確認。

(4)**電解質是否不平衡**？常見的情況就是鈉、鉀、鈣、氯等離子不平衡，鈣離子不足時，除了無力，還會伴隨有抽筋現象。

(5)又加上**食欲不振**、**體重莫名減輕**等等症狀，癌症也是考慮的方向。

二、心理層面

經過生理上的相關檢查後，發現沒什麼異常的話，就會朝心因性疾病方向思考，也就是病患是否有憂鬱傾向（不是憂鬱症）。

數據會說話，該做的檢驗檢查一定要做

肝臟不具痛覺神經，是一個沒有感覺的器官，病人往往都是在很後期才察覺到有問題，這也是大家對「肝」如此小心翼翼的原因。懷疑肝有毛病來看診的病人，大多是他的親友同事在右上腹痛了半年之後，檢查發現得了肝癌末期，引發病人一有右上腹疼痛現象時，便聯想自己是否也罹患肝癌，因而一臉愁苦地要求進行肝膽檢查。

病患訴說自己的不適症狀與嚴重程度，抱持「相信病人主觀意識」的心態，但醫學畢竟是屬於科學的範疇，還是**要透過客觀的檢查數據來確認**病人主觀的感覺是否相符。

自己的肝究竟好不好，請年滿**四十歲以上**的成年人，務必落實**每三年**

一次**由健保給付的成人健康檢查**。請年滿六十五歲以上的成人，**每年做一次成人健檢**。雖然這僅是初步的檢查，但只要是GOT、GPT指數有異常，醫師就會排定進階檢查。病人若想直接做深入檢查，亦可自費檢驗。

還是強調一個重點：向熟識的醫生諮詢！這醫生對你有一定的熟悉度，短短幾分鐘內就能觀察出你最近的變化；若曾由這位醫師做過任何的檢查、檢驗，馬上就能調出先前的數據來和本次做比較。

B肝、C肝帶原者請注意！

B肝、C肝帶原者每年應該做兩次檢查，這是非常重要的。像是抽血檢驗肝功能GOT、GPT、肝癌指數（AFP，甲型胎兒蛋白）；超音波檢查肝膽結構等等。此外，時時小心肝的狀況，不要服用來路不明的藥物，想嘗試新療法也一定先諮詢你的主治醫師，並隨時調整自己的生活步調，就能妥善預防肝病惡化。

腰痛，看骨科、神經科還是復健科？

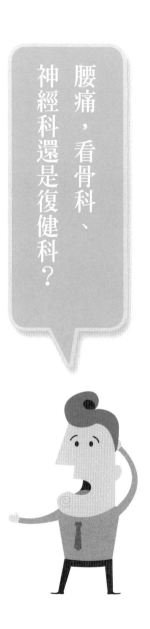

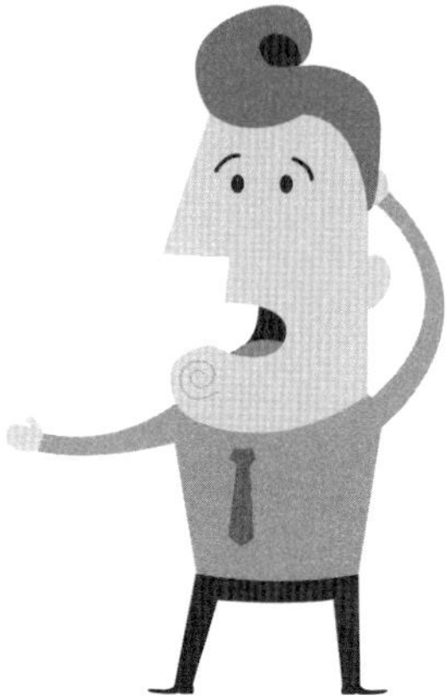

耳順之年的阿嬤一進診間，右手摀著右邊側腰部的動作，明顯地透露出到底是哪裡不舒服了。

咚地坐下來，「先生啊！我腰很痛，你要幫我照電光片啦！」

「阿嬤，先了解是什麼問題，才能決定需不需要照X光喔！」

「一定是腰骨受傷，阮本來要去看骨科，是阮查某囝說你這可以照電光片才來的吶！」接著，她自己把衣服一角翻起來說：「你看，無外傷啊，一定是骨頭傷到。」

看到阿嬤所說的疼痛處有一顆顆的紅疹子，我說：「你這邊有疹子知道嗎？」

「這哪有啥！一開始痛我就自己貼藥膏，過敏啦！」

「阿嬤，我再看看後背部好否？」撩起衣角一看，沿著腰部肋骨走向都有這樣的紅疹子，加上有些小水泡。

這顯然是帶狀皰疹[註]惹的禍！跟骨傷可是天差地別呢！

先分辨是急性扭傷或慢性腰痛

急性運動傷害的腰痛症狀，較常發生在年輕人身上，多因扭傷、拉傷、撞傷等等而引起。突如其來的姿勢改變，也會導致局部肌肉扭傷；長時間沒運動，突然興起做了某些大動作，也會引起扭傷。

運動系統，包括骨頭、關節、肌肉、韌帶等四大部位，前述所說的扭傷、拉傷，多屬於肌肉、韌帶處的損傷，照X光是無法確認的。無論是頸椎、腰椎或其他部位的疼痛，只要是集中在某個區塊，沒有合併遠端神經的麻、痛，在診治上相對簡單。除了腰感覺怪怪的、不舒服，**痛感還從腰部一路蔓延到大腿、小腿處，就需要謹慎處理**。

合併神經牽引疼痛的現象，在中年以前發生的機率低，除非病人曾經因爲搬移重物或意外受過傷，或長期從事較粗重的工作，導致腰背部形成慢性傷害。

腰背疼痛，難道是坐骨神經出問題？

年輕時未注意，加上經年累月的粗重工作，形成的中老年病——坐骨神經痛。坐骨神經痛不只出現腰痛現象，同時會有下背部不適與腿部痠麻、疼痛症狀。

坐骨神經痛是由於腰椎椎間盤壓迫到坐骨神經所造成，也就是腰椎間盤附近的腰椎神經受到擠壓，屬於**神經壓迫**方面的問題。帶來的疼痛感是一種遠端放射性的牽扯痛，從臀部、髖部擴散到大腿外側，或甚至傳達到小腿、足部等處，沿著坐骨神經走向蔓延而去的疼痛。

此時做X光檢查能不能得知？X光檢查只能看到骨頭的狀況，像是斷裂或脫臼、骨折等等，沒辦法看到椎間盤部位是否突出，有經驗的醫師可以從椎體間的空隙是否變窄小，來推測椎間盤是否有被壓迫而突出。

有無壓迫到神經？壓迫到哪些神經？影響到哪些肌肉？是否已到達需要開刀的地步？必須會診神經內科醫師後，進一步安排電腦斷層攝影與核磁共振造影術（MRI）和神經傳導檢查。

腰部肌肉拉傷，應該這樣做

症狀輕微，前往一般科、內兒科、家醫科、復健科求診皆可。如果休息，冰敷兩、三天，接著熱敷，做柔軟操兩、三天，累計達五天卻無明顯改善者，就應該到有X光設備的醫療院所檢查。檢查發現可能壓迫到神經時，則應改掛神經內科或是復健科門診，確定需要手術，才須會診神經外科。

年輕人的運動傷害，無論是扭傷、拉傷、撞傷等等，頭兩天「冰敷、休息、不動、吃藥」為標準流程，如果兩天後恢復得還不錯，第三天起可開始「熱敷、推拿、復健、吃藥」。反過來說，受傷起的兩天（四十八小時）內，絕不可做熱敷、推拿、復健。如果採取冰敷、休息不動的處理方式到第三天，感覺只好了三分之一，則第三天建議同樣採「冰敷、休息、不動」的方式，第四天才「熱敷、推拿、復健」。

要做復健，病人務必向醫師詢問：「復健要做多久？」目前健保制度下的復健醫療，一次門診可做六次復健療程。有經驗的醫師應當能判斷療程的長短，做完醫師預估的療程後，若自覺改善效果不到一半，應該要再跟醫師討論與溝通「是否調整復健治療方式」。

手臂痠痲或腰痛是長期的姿勢不良所造成的肌肉緊繃現象。雖然吃藥、打針或做復健治療，但病人仍長期維持錯誤姿勢，軀幹的核心肌肉不加強，也不利用時間做柔軟操、伸展操，那麼疼痛就不知道何時又要找上門了。

註：帶狀皰疹在第一三八頁會提到，是屬於水痘病毒的復發，一般五十歲以上的人終其一生罹患的機率高達百分之五十。這是一種沿著神經走向分布在皮膚上，形成帶狀的紅疹、水泡症狀，台語又稱「皮蛇」或「蛇纏腰」，目前有疫苗可預防。

女性腰痛，要小心泌尿道感染

女性的尿道比較短，一旦水喝得不夠、加上有憋尿習慣，尿液儲存在膀胱太久，造成大腸桿菌或是其他細菌大量繁殖後，便會引發泌尿道感染。常見的病狀是小便時有灼熱、刺痛感，或有頻尿、急尿等等症狀。感染沿著尿道、膀胱、輸尿管一路逆流向上到達腎臟，造成上泌尿道感染，就是急性腎盂腎炎，這時腰部就會出現極度痠痛。

除了飲水量不足及如廁習慣不佳外，還有以下兩點應該特別注意：

一、過度清潔

女性在第一次膀胱炎或是尿道炎後，會格外注重個人的衛生清潔，除了在沐浴時過度清洗之外，另外還會使用近幾年非常流行的女性私密保養品。這些行為可能導致感染現象重複發生！

泌尿道感染反映兩個該注意的問題：①該喝的水沒喝足；②該去解尿時沒去，憋尿已超過安全極限。

假如不從這兩點下手改善，過分洗滌或不當使用女性私密清潔劑，都會造成反效果。

二、免治馬桶過度使用

什麼？免治馬桶也有問題？重點是「怎麼使用」。

一位更年期婦女上個月因為尿道炎來求診，經過治療後不到兩個禮拜，又因爲同樣的問題來。

評估完狀況後，實在想不透爲什麼她會再次受到感染：「這麼快就復發……沒有道理啊！」

病人忍不住開口：「王醫師，你在想什麼？是不是懷疑我老公有問題？」

「不！不是，只是……」突然靈光一閃：「是不是有在使用免治馬桶？」

「唉喲，王醫師你怎麼連這個都知道？一個多月前我家裡才剛換呢！」

「那你會用嗎？」

「當然會哪，以前不敢用，最近我還覺得它好好用哩！」

使用免治馬桶沖洗只要一次就夠了，但爲了沖乾淨一點，總要沖個兩、三次，因爲水壓過大、過度沖洗，反而破壞保護層造成發炎。

而泌尿道是否出現感染，透過驗尿便可得知，通常五至七天的抗生素治療即可痊癒。只要記得正常喝水、小便（女性一個半小時必須上廁所一次）即可。再提醒一下：①東方女性並不適合使用棉條；②曾經泌尿道感染的人，泡溫泉、洗三溫暖次數、時間應盡量減少；③曾經患過膀胱炎的人，千萬不要再憋尿，否則鐵定感染！

反覆肩頸痠痛，是五十肩？

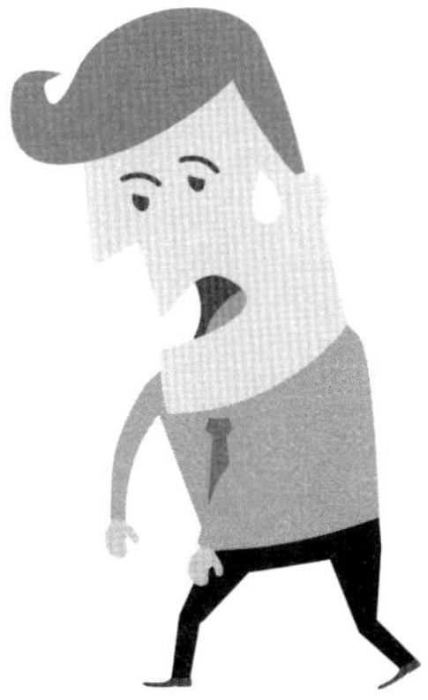

每到中午時分走出診間準備覓食，看到診所裡的復健科反倒忙碌了起來，因爲許多附近的上班族趁午休跑來做復健治療啦！

這一天，剛好聽到某位打扮相當入時的中年女性，正跟同樣也在做復健、年約三十歲的小姐聊天。

「以前我每個月做spa、按摩，最近越來越沒效，整個背還是超痠痛的，聽同事說這間診所的復健科還不賴，所以過來看看，沒想到設施很齊全，眞是太方便啦！」

年輕小姐回答：「是啊，我也固定來這裡報到耶！不過我這兩天除了肩頸僵硬，又覺得左右手臂痛，不曉得有沒有關係？」

這時，中年女性臉色一變：「唉，小姐妳要小心有可能是五十肩喔！奇怪，妳這麼年輕怎麼也會這樣？」

眼前的二位脖子上雖然圍了熱敷墊，卻都把頭垂得低低地邊滑手機邊聊天呢！

肩頸痠痛，來自長時間姿勢不良

健保資料庫顯示，國人每年用在治療痠痛的醫療費用，已達一百億元！上班族或低頭族，最常出現的是肩頸部的痠痛、僵硬症狀。肩頸部指的是「從頭部後側突起的大枕骨位置爲起點，左右至肩胛骨的菱形區塊」；痠痛原因則多來自長期肩膀弓起的不良姿勢引起。

工作長期姿勢不當造成的單純性痠痛現象，坊間的spa、按摩確實能達到舒緩的效果，但長期依賴這些方式要多注意。按摩後無法緩解筋骨痠痛症狀，應該向復健科或骨外科求診。

病人身上最常看到的現象，是**「錯誤姿勢依舊不改，痠痛繼續如影隨行」**的惡性循環。明明坐在治療室裡進行復健，可是卻仍然執意低著頭、緊盯手上那個小小螢幕收發簡訊……

脖子或肩膀感到僵硬、疼痛時，千萬不要再左右轉動脖子發出卡卡的聲音了，這會造成頸椎第二、三節的損傷。將兩手自然放鬆下

重要的小動作，不要省略！

上班族每隔一段時間（最好不要超過一個小時），就應該起身做做伸展操、喝一百五十C.C.的溫開水；有尿意的人就去上個廁所，千萬不要一坐就是一上午不動、不喝、不尿。

垂，聳起兩側肩膀後往前轉動、再往後轉動（如左圖示），就能得到很好的鬆弛效果。**只要有空就做，尤其通勤族坐公車或捷運，開車族等紅燈時就是很好的「復健」時間。**用短短幾分鐘的時間做旋轉動作，就可以讓你**維持一個小時坐辦公室工作而肩頸不痠痛。**

馬上鬆開！頸肩立刻舒緩法

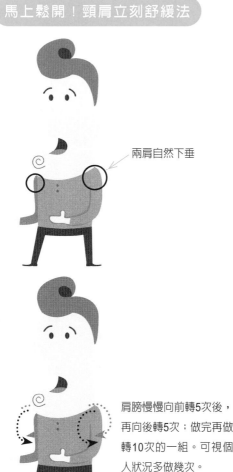

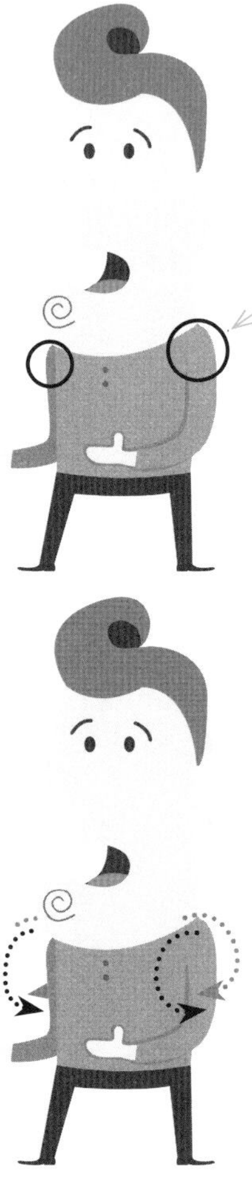
兩肩自然下垂
肩膀慢慢向前轉5次後，再向後轉5次；做完再做轉10次的一組。可視個人狀況多做幾次。

肩膀痛、手舉不高，是五十肩嗎？

肩膀疼痛大多是肌肉產生拉傷或肌腱炎，肩關節的活動自如，不因疼痛而受到影響的情況下，都稱不上是五十肩。而手臂無法高舉，多半都是人到了中年之後，因長期使用過度損傷造成，很少會是發生在年輕人身上的急性傷害。

運動系統的骨頭、關節、肌肉、韌帶部分出問題時，大略會出現肩頸痠痛、上背痛、下背痛、手痛、腳痛甚至膝關節、腳拇趾痛等等症狀，找骨外科、復健科或是家醫科，醫師都可以判斷。

醫師會先問：「近來有無受傷？」「最近是否從事特殊活動？」以釐清病人是否爲急性傷害。**很多病人都會忽略這點，或對一些可能因工作或運動形成的傷害不以爲意，而忘了描述。**

某個星期六下午，一個二十多歲的瘦弱女子表示她的上臂到胸部上方非常疼痛：「整個胸腔就好像被卡車撞到一樣啦！連我坐在這裡跟醫師你說話都會劇痛。」

牽扯到胸痛現象，例行性地先測量脈搏、聽呼吸聲與心臟跳動，初步排除氣胸的可能性。接著看她的一身制服穿著。

我說：「請問你是在餐廳工作嗎？」

「對啊！」

「那餐廳都沒有壯丁可以幫忙妳嗎？」

病人這下疑惑了：「啊？什麼意思？」

「妳們女孩子要搬運裝了一堆餐盤跟食物的大籃子，這樣縮著雙臂、夾著腋下搬東西當然很痛苦！」邊說我還邊做給她看。

「醫生你怎麼知道我都這樣搬？」

是啊，你就是這樣搬出問題來的嘛！

習慣這種姿勢，就會忽視了這樣的工作傷害。不過，最近一個星期因加班而特別忙碌，加上肌耐力差，搬運時**憋氣使力**，**而岔氣受傷**。診斷後給予藥物緩解，並指示她粗重的搬運工作最好暫停兩個禮拜不做，協調由男生搬運重物；需要搬重物時，先做熱身操、柔軟操，才能避免傷害。藉由她的案例也提醒大家：當你的工作分量會有大、小月之分或有幾天比較忙碌的話，一定要懂得自我調適，適時做操。

「五十肩」，醫學上認爲是肩關節旋轉袖出了問題，此處正是人體所有關節活動量最大者。形成五十肩最常見的原因，是由於包覆關節周圍的四條旋轉軸撕裂、發炎、痊癒後造成結痂，導致患者無法提高甚至平舉手臂，手沒有辦法摸到另一側的肩膀，或無法伸到後腦勺梳頭髮。要診斷出究竟是五十肩還是一般肩膀痛，應看骨科或復健科。

痠痛藥又貼又噴，是效果加倍還是扣分？

消炎止痛藥物，包含非類固醇的止痛藥，常見的有阿斯匹靈（現在少用）、普拿疼、非炎等等，可能在病人不知道的情況下重複、過量使用，造成胃黏膜及腎臟方面的傷害。口服藥物者不要再用貼布，有貼藥布者就不要擦藥、噴藥，擇一使用即可，過度使用只會對健康產生負面影響。

第一次使用新品牌的藥膏貼布，與肌膚接觸的時間不要超過四小時，尤其不能過夜或貼著洗澡，會加重藥布疹的可能性。人體皮膚有其記憶性，只要藥布疹發作過一次，以後再使用同一品牌，引發藥布疹的機率是很高的。

運動系統方面包括骨頭、關節、肌肉、韌帶的急性受傷，「紅、腫、熱、痛」的症狀，使用市售成藥一、兩天後都沒改善，甚至變得更嚴重，表示問題惡化，務必就醫讓醫師診治。

確定病人應接受復健時，記得一定要詢問醫師：「復健療程須進行多久？」醫師回答兩個禮拜，做完一個禮拜療程感覺沒有改善，第二週還是沒有明顯感覺，顯見病人的狀況與醫師的判斷之間是有些落差的。這時，也不要忙著找別位醫師，回去跟原主治醫師討論看看，針對你的情形調整治療策略。

水腫，是腰子有問題？

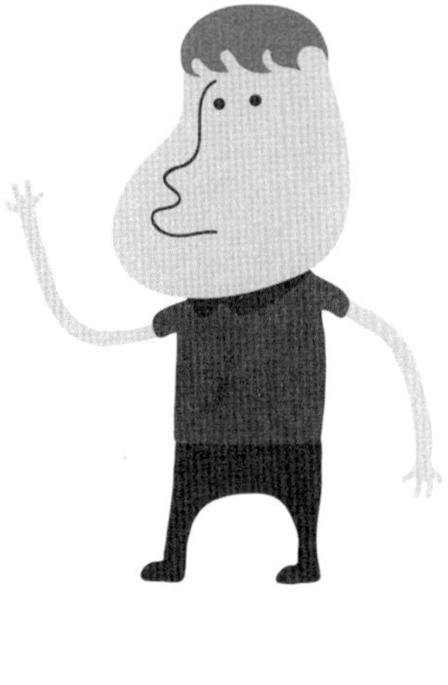

「好，基本上只是感冒，不用擔心！這些藥先回去吃三天，不舒服的症狀應該可以改善不少。」

咦？眼前這位二十多歲的女性，經過我的說明後，好像還一副若有所思、有口難言，一副不想離開診間的模樣。

「陳小姐，還有什麼問題嗎？」

「王醫師……我……想檢查一下腎功能。」

「爲什麼妳會這樣想呢？身體有其他異狀嗎？」

「你看看我，不覺得我的臉跟手腳看起來都腫腫的嗎？是不是水腫？聽人家說腎不好會水腫？」

唉，當時實在不好意思說，這位年輕小姐不只臉跟手腳腫，其實是整體身形都有點兒腫腫的啊！

水腫病因多，並非一定是腎臟出問題

有水腫現象時，病人會覺得自己穿鞋子時怎麼變緊了，眼袋泡泡的，或是臉變大了，但是下肢水腫最常見。「下肢水腫」是按壓小腿脛骨部位的皮膚組織後，皮下會呈現凹陷狀，無法馬上彈回、恢復的現象。其他部位的水腫，比較難發現，除非是**體重突然增加或是他人告知眼臉奇腫無比，就表示水腫症狀異常嚴重，須盡快求醫了解水腫的原因**。

水腫的病因，必須經過醫師問診後，再搭配血液、尿液檢驗，或進一步安排心電圖、胸部X光檢查。

一、心臟機能有異

心臟功能異常，如心臟衰竭，**下肢靜脈血液回流到心臟困難，滯留的體液形成下肢水腫**。

這時就不會單純只有下肢水腫症狀，**合併有易喘及心臟無力的現象**。爬樓梯、走路，甚至稍微活動，就會感到呼吸困難、氣喘吁吁，連平躺著睡覺，也會覺得喘不過氣來，必須坐起來才能呼吸。

二、腎臟病變

腎臟是用來處理代謝後產生的廢物，並排出過多的液體。腎臟功能不佳，導致身體無法排出水分、鹽分、毒素，也會出現下肢水腫或臉部浮腫的現象。腎臟若是有問題，還會發現**尿液帶有泡泡，血壓也有偏高的情形**。檢驗尿液時會發現其中含有蛋白質，也就是所謂的「蛋白尿」。

出現「**泡、水、高、貧、倦**」五大指標，即「小便起泡泡、下肢水腫、高血壓、貧血、容易倦怠」症狀時，腎臟可能有病變，應盡速前往家醫科或腎臟專科就醫檢查腎功能。

三、營養不足

又稱營養不良性水腫，最常見的就是肝功能不好。肝臟是合成白蛋白的重要器官，一旦功能不好時，白蛋白製造不夠、血液滲透壓下降，體內水分不回到血液或淋巴，留在組織間隙變成組織液，某些區塊便產生水腫現象，最常見的的地方就是腹腔，也就是所謂的「腹水」。

沒有以上疾病該有的症狀，則會考慮是否爲甲狀腺黏液型水腫（必須抽血確定），或因爲循環不良如坐太久、站太久造成下肢水腫。

非疾病性的臉腫、水腫，怎麼辦？

「王醫師，我的水腫如果跟生病沒有關係，那是不是要少喝點水比較好？」

「好困擾唷！每天起床後眼皮總是泡泡的、臉也很浮腫，為什麼會這樣……」

水腫現象也跟地心引力有關，**會積聚在位置較低且組織較鬆散之處**。起床後手腳有點緊繃，臉腫、眼皮腫，因為這些是比較鬆散薄弱的組織；背部跟臀部的組織較緊實，比較不會出現這種現象。睡覺時是平躺的狀態，組織液往較低處流，所以臉部就成為水分積聚的去處了。不用擔心，等起來後直立一段時間（約一至二小時）後，水腫的現象就會漸漸消失。

前一晚的飲食過鹹、水喝太多，也會讓身體積留較多水分。**身體健康的人，多餘水分藉由尿液、汗液排出，不能靠「少喝水」來改善水腫**。反而要**注意是否「吃得太鹹」**，導致體內鈉離子過多、電解質不平衡所引發的水腫，**並試著改變飲食習慣**。

下肢水腫可能是前述疾病的初期反應，也可能是末梢循環不良。由於「水往低處流」，久站後水分不易回到心臟而滯留下肢所造成的小腿水腫，藉著一些簡單保健也能得到緩解。

站立五十分鐘或走動二十五分鐘後，坐下來將雙腳水平放置、休息五分鐘。晚上睡覺時，仰躺姿勢者在膝蓋下墊兩個枕頭；側躺時則在兩腿膝蓋間夾一個枕頭，均有助於下肢血液循環順暢。

驗尿檢查小關鍵

若要驗尿檢查時，以早上的第一泡尿最準確，可以了解身體的重要訊息。

既然久站會造成水腫，是不是少站、多坐會比較好？錯！久坐的小腿也會腫。天生血液循環不良的人，需要經由運動改善，水平式的運動會比直立的運動好，游泳就會比慢跑、健走適合。別忘了，運動後還要加上適度的按摩、抬高腳部，才能避免腳腫。

懷疑水腫，你可以跟醫師這樣說！

❶ **水腫部位：**臉或眼皮；還是腹部、腿部，是單邊腿部還是雙腳腫？

❷ **發生時間：**是早上或下午、晚上出現水腫？或是一整天都腫腫的？

❸ **體重：**一天下來的體重變化是否相差達一公斤以上？起床後與睡覺前比較如何？

❹ **排尿情形：**排尿的次數與尿量，跟過去相比有沒有減少或增加？

❺ **藥物：**某些止痛藥、降壓藥、女性荷爾蒙或類固醇也會引起水腫，如有服用藥物情況也要一併紀錄。

腫瘤標記異常，有癌症？

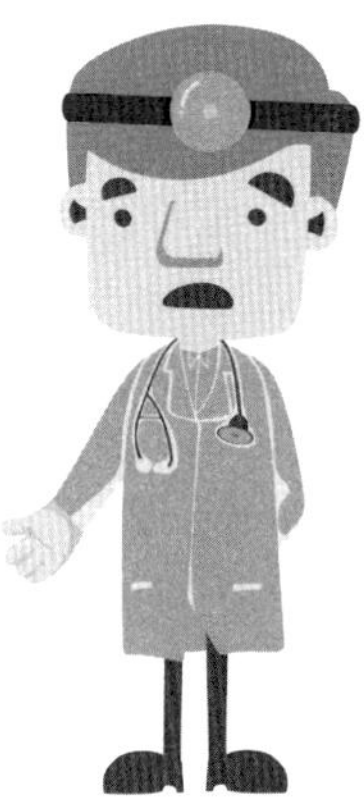

「王醫師，你幫我看看，我是不是會得癌症啊？」

一位年約五十歲的女性病患，穿著光鮮亮麗，卻頂著一副很多天沒睡好的憔悴面容，急急忙忙地從名牌手提包裡掏出了一份檢查報告。

「不過是做例行性的健檢，再加驗了卵巢癌指數，結果數字竟然這麼高，健檢中心的人還叫我趕快到大醫院做檢查，現在是不是很嚴重？」

這份檢查上的CA-125指數的確超出了正常值。經問診後，原來這位緊張的女士已經跑了三、四家的診所、醫院。

「我去看的每位醫生的說法都不一樣，有的說要再做一次檢查，有的醫生才坐下來沒幾秒就跟我說應該沒問題，實在是覺得很不知所措，無法安心……」

「聽說你們這家診所有很好的檢驗設備，可不可以再幫我檢查一下？」

看著這位病人焦慮的模樣，我想，癌症腫瘤標記，有必要多花點時間對她說明。

腫瘤標記是術後追蹤、判斷復發可能的重要指標

癌症是十大死因之首，大多數人都是談癌色變，臨床上就碰到好幾個病人問：「王醫師，我需要去做腫瘤標記嗎？」

腫瘤標記是用在癌症病人做過手術、治療後的追蹤檢查，也就是說，用於預測已發現癌症病人的術後狀況、偵測復發的可能性，有其參考價值。用在一般人身上呢？因爲指數會受到其他因素或當時身體狀況變化等等的影響，在預測上的準確度較低。即使驗出來的數值偏高，不代表有罹患癌症的可能；反過來說，癌症初期的腫瘤標記指數，在檢驗時也不一定會看到升高。

大腸癌爲例，常用的腫瘤指數是CEA。被確診爲大腸癌時，經抽血檢查會發現CEA指數高。依照大腸癌的期別，遵照醫生建議進行治療後，CEA指數下降了，表示這樣的治療是有效果的。只要每隔三個月追蹤觀察CEA指數，

過了二至三年，發現CEA指數升高，就要強烈懷疑大腸癌有復發可能。沒有其他相關症狀，只是腫瘤指數異常的情況下，不妨作爲一個參考，詢問信賴的專科醫師確認狀況，並追蹤即可。若合併其他症狀，例如體重減輕、食欲不振、持續發燒等等，則須安排進一步檢查才能確診。

每個健檢單位或院所使用的腫瘤標記試劑可能會有不同，檢驗方式也會有影響，導致結果、準確度不一的情形。沒有必要多跑幾家醫療院所重複檢查；而**癌病患者進行追蹤時，也一定要回到原醫院，使用同一家公司的試劑來比較**，才有意義。

揪出致癌因子，該做哪些檢查？

許多醫療院所紛紛端出各式各樣的癌症自費篩檢，有沒有需要做？該做哪些項目？哪些檢查又是必要的項目？

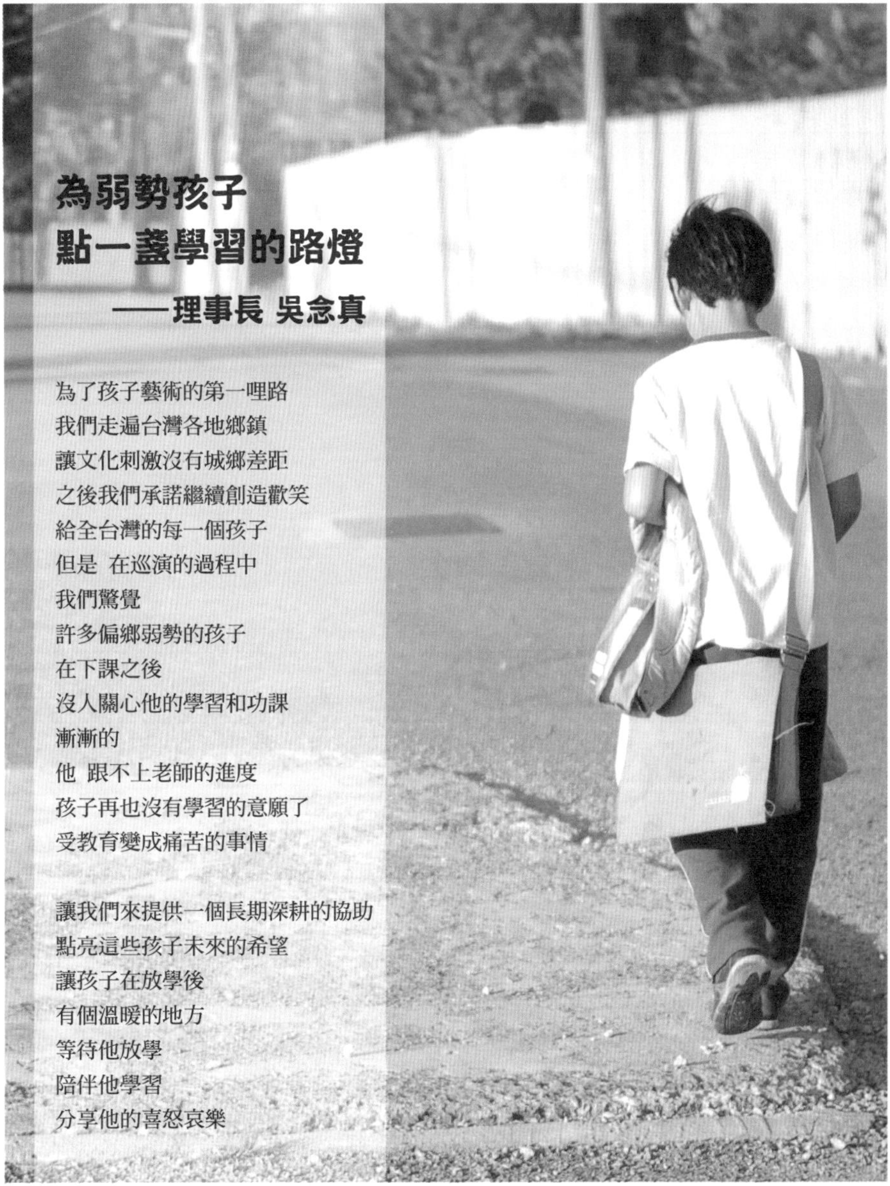

為弱勢孩子
點一盞學習的路燈

——理事長 吳念真

為了孩子藝術的第一哩路
我們走遍台灣各地鄉鎮
讓文化刺激沒有城鄉差距
之後我們承諾繼續創造歡笑
給全台灣的每一個孩子
但是 在巡演的過程中
我們驚覺
許多偏鄉弱勢的孩子
在下課之後
沒人關心他的學習和功課
漸漸的
他 跟不上老師的進度
孩子再也沒有學習的意願了
受教育變成痛苦的事情

讓我們來提供一個長期深耕的協助
點亮這些孩子未來的希望
讓孩子在放學後
有個溫暖的地方
等待他放學
陪伴他學習
分享他的喜怒哀樂

懇請您加入**「免費課輔——孩子的秘密基地」**專案，
讓孩子們在學習的道路上，有您陪伴，不再孤單。

中華民國快樂學習協會

社團法人中華民國快樂學習協會【孩子的秘密基地】
信用卡定期定額捐款單

請將此單填寫後傳真到（02）2356-8332，或是利用右方 QR Code 直接上網填寫資料。謝謝！

捐款人基本資料

捐款日期：＿＿＿＿年＿＿＿＿月＿＿＿＿日

捐款者姓名：

是否同意將捐款者姓名公佈在網站 □同意 □不同意（勾選不同意者將以善心人士公佈）

訊息得知來源：

□電視／廣播：＿＿＿＿＿＿＿＿ □報紙／雜誌：＿＿＿＿＿＿＿＿

□網站：＿＿＿＿＿＿＿＿ □親友介紹 □其他：＿＿＿＿＿＿＿＿

通訊地址：□□□－□□

電話（日）：＿＿－＿＿＿＿＿＿ 電話（夜）：＿＿－＿＿＿＿＿＿

行動電話：

電子信箱：

（請務必填寫可聯絡到您的電子信箱，以便我們確認及聯繫）

開立收據相關資料

因捐款收據可作抵稅之用，請您詳填以下資料，於確認捐款後，近期內將寄發收據給您。本資料保密，不做其他用途。

收據抬頭：

（捐款人姓名或欲開立之其他姓名、公司抬頭）

統一編號：

（捐款人為公司或法人單位者請填寫）

寄送地址：□ 同通訊地址 □□□－□□

（現居地址或便於收到捐款收據之地址）

信用卡捐款資料

□ **孩子的秘密基地專案 每月 3,000 元** □ **陪伴專案 每月＿＿＿＿＿＿元**

捐款起訖時間：＿＿＿月＿＿＿年 到＿＿＿月＿＿＿年

★持 卡 人：＿＿＿＿＿＿ ★發卡銀行：＿＿＿＿＿＿ ★信用卡卡別：＿＿＿＿＿＿

★信用卡卡號：＿＿＿＿＿＿＿＿＿＿＿＿＿＿＿＿

★有 效 日 期：＿＿＿月＿＿＿年 ★持卡人簽名：＿＿＿＿＿＿＿＿（需與信用卡簽名同字樣）

★信用卡背面末三碼：

社團法人中華民國快樂學習協會

100 臺北市中正區重慶南路二段 59 號 5 樓 電話：（02）3322-2297 傳真：（02）2356-8332

官方網站：http://afterschool368.org E-mail：service@afterschool368.org

FB 粉絲專頁：https://www.facebook.com/afterschool368

常見的腫瘤標記約五、六種，多的話也有做到十種以上的，一般人就算驗個三、四項，也是一筆花費。做完檢查後，發現腫瘤標記比正常值高，多數人總是耿耿於懷，甚至擔心得覺也睡不好、飯也吃不下。經濟能力允許，可以調整自我心態，那就做吧！

大部分的癌症早期沒有明顯的症狀、不容易察覺，所以定期接受篩檢是很重要的。以衛福部最新癌症發生的資料顯示：台灣人發生人數最多的十大癌症，依序分別爲①大腸癌、②肝癌、③肺癌、④乳癌、⑤口腔癌、⑥攝護腺癌、⑦胃癌、⑧皮膚癌、⑨子宮體癌、⑩子宮頸癌。可以用發生率、年齡、性別、家族病史來作爲「是否需要特別檢查」的判斷。

⑴**四十歲以上**擔心癌症者，大腸癌、肝癌、肺癌是選擇的項目，特別是**家族有疾病史的人**。本身爲B肝帶原、C肝帶原者一定要每半年定期進行肝功能與AFP指數（甲型胎兒蛋白，俗稱肝癌指數）檢查、腹部超音波檢查，避免罹患肝癌的風險。家族有大腸癌或瘜肉症的人，做大腸鏡篩檢最

好做一百二十公分的全大腸鏡檢查，才能徹底把大腸檢查清楚；怕痛的人，可加全身麻醉。

(2)**女性以乳癌、子宮頸癌的篩檢爲主**。例如：①四十五至六十九歲、②四十至四十四歲二親等之內血親（母女、姊妹、祖母或外祖母）曾罹患乳癌者，每兩年應接受乳房X光攝影或超音波檢查；三十歲以上女性每年應做一次子宮頸抹片檢查；有過性行爲者，每一～三年進行子宮頸抹片檢查。這兩個癌症最大的特色就是：可早期發現，越早治療，效果越好。

面對癌症不用感到特別恐慌，但「早期診斷、早期治療」仍是最重要的原則。直系血親曾有癌症病史、家族風險性偏高的狀況下，那麼就找最常看的醫師討論，到了該做檢查的年紀千萬不要規避。

當自己或家人罹患癌症，怎麼辦？

癌症最難的是早期診斷，當醫師已確診，包括罹癌部位、分類、分期都確知，後續的治療，百分之九十都是固定程序、標準模式，差別不大。有些醫院或醫師會讓病人先開刀再做放射性治療，或是先放療再開刀……這是以罹癌部位與開刀的難易度來考量，或是因爲醫院設備不同而有所差異。能否做標靶治療？健保能否給付？這些都有規範、原則可以依循，不清楚的話，可以主動詢問主治醫師。

現實狀況裡，爲什麼有很多癌症病患、家屬有這麼多疑問、不解甚至是誤解？醫院應該設置一個團隊，在癌症確診後向病人、家屬解釋、說明，提供他們一個在最短時間內可以釐清疑惑、得到答案的管道。

癌病患者的期別都已確定，除非醫院有特殊狀況或醫院規模較小（記得詢問醫院是否有進行特別治療的人員與設備），病人在原診斷醫院做治療即可。如需要轉院治療時，也應把病歷、檢查資料都準備好，帶至下一個醫院。

無論是否接受治療，第二意見的諮詢有其重要性。做了第二諮詢後，當兩家醫院的評估效果不一樣，猶豫不決該找哪一家治療時怎麼辦？就看病人對哪位醫師最有信賴感吧！不要再去網路上找名醫，在想找名醫的迷思下，名醫的病人數多，排隊等待治療的心理煎熬，無異增加病人和家屬的焦慮感罷了。

PART3

別忽略小毛病後面的大問題

大部分的人會忽視的恐怖警訊

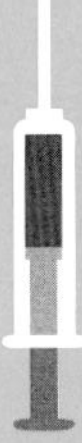

喝止咳藥水咳嗽還是停不了？

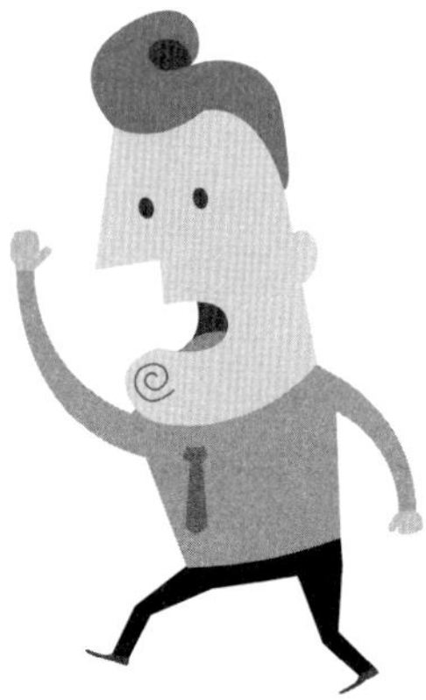

「望．聞．問．切」四個字，並不專屬於中醫學。病人才走進診間，光是從臉部表情、肢體動作，就透露出許多病徵與訊息。噢！不，甚至某些人還在候診室，就大約知道今天為什麼跑來看診。

許久不見的陳太太來看門診，從她遞給護士健保卡時就在咳，在外候診也咳不停。

「唉！王醫師，我想說就是小感冒而已，所以沒來找你。明明鼻水也沒流，感覺都已經好多了，怎麼還留個尾巴咳個沒完吶！」

「那你沒看醫生，有吃藥嗎？」約略了解這位媽媽偶爾會有自行購買成藥的習慣，才會出此一問。

這下，她不好意思的笑了笑：「一開始有喝枇杷膏啦！後來就想說買止咳藥水比較有效，哪裡知道……咳！咳！咳！」話還沒說完，又狂咳起來。

久咳不癒，超過兩週要照X光

台灣諺語說：「土水師父驚抓漏，總鋪師驚辦吃中到，醫生驚治嗽。」意思是說，泥水工匠最怕抓漏水，因漏水的原因千百款且很複雜，無法一次完全解決；辦外燴的大廚師則最怕煮中午的宴席，只有一個早上準備午餐，時間太過緊湊，容易誤點上菜；而當醫師的最怕治療病人的長期咳嗽，因爲咳嗽不易診斷，也不易痊癒，最怕變成慢性咳嗽。

咳嗽，尤其是**慢性咳嗽**，**相當難纏的症狀**，**連醫師都要仔細問診與理學檢查才能做出診斷**，**而病人又怎麼能僅僅依賴止咳藥水來抑制咳嗽呢？**

慢性咳嗽，過去衛生福利部規定，超過咳嗽超過三個禮拜，要到醫療院所接受胸部X光檢查，現在縮短至**兩個禮拜**，目的就是要排除患者有開放性肺結核與其他傳染病，或肺部有其他重大異常的可能。肺癌（尤其是非小細胞癌中令人害怕的肺腺癌）已經成爲癌症發生的前三名。

詢問患者：「咳多久？」「有痰沒痰？痰是什麼顏色？」「在什麼時候容易咳？」都是問診重點。曾有病人聽到我最後這個問題，反問：「你是要算命喔！怎麼連哪個時辰咳的都要問這麼詳細？」

在某一**特定時間發生的咳嗽是有意義的**，**能作爲診斷上的基準**。假如是發生在凌晨二至四點的咳嗽（合併喘鳴聲），通常就是支氣管炎引發的氣喘咳；如果是夜晚躺下半小時至一小時內，就開始感覺喉嚨有異物不適感而引發咳嗽的，要懷疑是鼻涕倒流惹的禍；要是吃完東西就坐臥，半個小時至兩小時內產生咳嗽，可能就是胃食道逆流所引發。

排除肺結核病及肺部病變的其他可能性後，久咳不止最常見到的三大原因爲：

•過敏性咳嗽

首先我們會懷疑病人是否爲氣喘咳，也就是所謂的過敏性支氣管咳嗽。過敏主要由遺傳、先天體質而來，要先了解家庭病史，特別是父母雙方。要是其中一人有過敏體質，子女過敏的機率約百分之二十、三十；若父母兩人都是過敏人，則子女過敏的機率高達百分之六十、七十。

過敏性咳嗽大約都發生在凌晨二到四點進入熟睡的時間，因此這一類病人通常都沒辦法好好躺著睡覺，可能要坐著睡，也就是採半斜坐半臥的姿勢才能呼吸。

「過敏性支氣管咳嗽，要使用類固醇嗎？要使用吸入性噴劑嗎？」這是很多家長在意的問題。這些治療方向都有其準則，家長有任何疑慮或想法，都可跟原來治療過敏的醫師討論，過敏性氣喘就能被良好控制住的。類固醇藥物的使用，在醫師指示下也能發揮一定的效果，不必視爲畏途，亦不必擔心後遺症，若**不積極治療，轉變成慢性支氣管炎進而造成肺功能損害，那才是麻煩呢！**

未滿五歲的小孩，我盡量不下氣喘這個診斷，而偏向以「支氣管比較敏感」來告知家長，原因是**孩子的支氣管過敏有好轉可能的**；而且一般阿公、阿嬤一聽到「蝦龜」（台語，指氣喘），大多都面有難色、怕麻煩，會說家裡沒有人「蝦龜」。

只要小孩在青春期之前，謹守少吃冰品、炸物以及多運動、避免接觸過敏原的原則，都有機會改善過敏體質。

‧鼻子作怪惹來咳嗽

慢性咳嗽的另一種原因，屬鼻涕倒流，在國小之前的小朋友很常發生。小朋友的家長和成年病人多半會這樣形容：「鼻涕老是卡在鼻子裡擤不出來，每到早上都還要倒吸，從喉嚨咳出黃綠色的膿痰來哩！」鼻涕不從鼻孔流出，而總是從後鼻咽部倒流、卡在鼻咽部的後半端，甚至溢到喉嚨處而刺激後喉咽部所導致的咳嗽現象，特色就是**病患咳嗽的共鳴聲會出現在鼻竇位置，有著濃濃鼻音共鳴的咳嗽聲**。

這類病人都有過敏性鼻炎問題，當鼻涕倒流後，要特別小心鼻涕因擤的方式不對，致病原會沿著耳咽管逆流至中耳腔而造成感染，最後變成中耳積水、甚至中耳炎或是氣壓過大造成耳膜受損，若是錯失治療時機，將導致聽力受損。就曾發現一位小病人先前應有中耳積水症狀，雖然看診時積水已消退約七、八成，但詢問家長小孩前一陣子是否有發生中耳積水，卻是一頭霧水。當孩子咳個不停時，須格外注意，因中耳積水會造成傳音性的聽力障礙，不但媽媽罵了他也不見任何反應，還會進一步影響上課學習成果，以及人際關係。

病人問：「因爲鼻中膈先天構造不全造成的鼻涕倒流，經過手術是不是就能改善？」天生即有鼻中膈彎曲、下鼻甲肥大的比例是偏低的，九成以上的人均屬後天因素，也就是從小到大的反覆過敏性鼻炎發作，加上每年多次上呼吸道感染，長久導致鼻黏膜腫脹、鼻黏膜下組織纖維化，才會形成下鼻甲肥大、中鼻甲肥大、鼻中膈彎曲等等問題。

・胃食道逆流

慢性咳嗽的第三大主因就是胃食道逆流。「心窩痛、火燒心」是胃食道逆流最典型的症狀，當胃酸逆流造成喉頭燒灼，也會導致長期的咳嗽。基本上病患到耳鼻喉科透過喉鏡檢查，有經驗的醫師便能做出診斷；至於我在診斷時，則會先從病患何時吃完東西、何時引發咳嗽的現象來觀察。

胃食道逆流患者單用藥物治療，效果僅能維持一段時間，對某些人的治療效果只能達到三分之一。有人會說：「啊？藥效這麼差喔！」不是的，剩下的三分之二要看你能不能**從生活習慣**、**飲食方式改善**。

胃食道逆流患者的不良飲食習慣，包括：食物太酸、太甜，吃太快、囫圇吞棗；吃太多；吃完飯不是立刻坐下來工作，就是趴在桌上休息，甚至平躺睡午覺，導致胃酸逆流到食道和咽喉，造成食道咽喉糜爛而形成食道炎或咽喉炎。

若能做到以下三點，胃食道逆流就不會復發！

(1)**三餐定時定量**，每餐飯只吃六到七分飽。吃到「感覺有飽」時都已經是八分飽了，六、七分飽就是吃到比不餓再多一點的分量。兩餐中間餓的話可以吃點蘇打餅乾，但必須在固定的時間吃下固定的量，而不是想到就吃，也不是餓了就吃。如果自覺七分飽，卻不到四個小時就餓了，那前一餐就必須稍微吃多一點。

(2)**不吃零食與甜食**，特別是吃甜點再配上一杯咖啡的習慣，會刺激胃酸分泌，一定要避免。

(3)最重要的一點：胃食道逆流患者**吃飽後不可坐下、躺下**，必須起來慢慢走、散步。至於要走多久，我會依照病人的病情及個別狀況給予建議，也許是八分鐘、十二分鐘或三十分鐘，你也可以視自己的情況來決定。散步的快慢必須用你優閒逛街，或有如古人讀書踱方步那樣的速度來走，而不是用捷運轉乘、追公車的節奏走路。飯後一個小時以內是不宜運動的，但要散步、慢慢走。古人說：「飯後百步走、活到九十九。」就是這個道理。

服用特殊藥物，也是導致久咳不癒的一種可能，例如某種高血壓藥確實會讓病人出現很特殊的刺激性乾咳現象。要是發現服了某種藥物後，之前並沒有感冒、咳嗽、過敏……等症狀者，卻開始產生咳嗽症狀，就必須盡快回診，與醫師討論是否因藥物引起咳嗽。

最後，提醒大家，**反覆發生咳嗽或咳嗽超過兩週一定要找出病因**，看家醫科、胸腔內科、耳鼻喉科門診都可以，但記得要跟醫生說：咳嗽的確切期間，例如五天或超過十天；是乾咳還是帶痰的咳？一天之中又以什麼時候咳得最厲害？

依賴止咳藥，小心上癮！

老是咳嗽卻不停的喝止咳藥水鎮咳，會讓人忽略掉眞正引發咳嗽的原因，拖延病情。其中，健保藥局或藥妝店都能買到的止咳糖漿，長期使用更會引發成癮問題。這些成藥是可以偶一爲之，但切記不要過量、濫用。**必須按照說明上的建議服用量**，例如每次十C.C.，一天最多四次。進行服用後三天沒有改善，**就應當迅速求醫**，千萬不可自己增加爲二十C.C.、三十C.C.，甚至一天喝上七、八次，進而一次喝一罐，一天三、四罐。

咳嗽就醫時，紀錄這樣做

年　月（詳細症狀以代表數字紀錄即可）

項目	自我紀錄
從何時開始有咳嗽症狀？（咳嗽天數）	
每天什麼時段咳？ （①整天咳　②晚上睡覺剛躺下時　③睡著不定時　④半夜、清晨快天亮時）	
是否有痰？（①乾咳無痰　②少，呈白色泡沫狀　③白色濃稠　④黃綠色膿痰） ★如果無法判別、正確描述痰的外觀，請善用智慧型手機與照相機貼在表格上記錄。	
其他合併症狀？（①發燒　②胸痛　③胸口灼熱　④打嗝）	
自我治療方式：	
已服用藥物名稱：	
服用天數：	
服用劑量：	
效果如何？（①無效果　②改善一點　③改善約50%）	

吃了止痛藥頭還是痛？你需要寫日記！

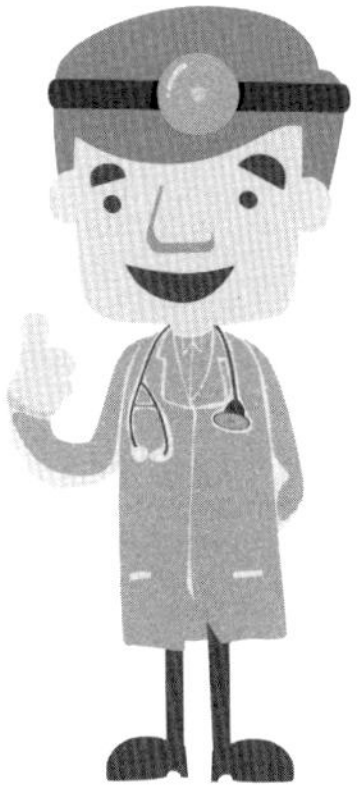

「醫生啊，我兒子頭很痛啦！趕快救救他……」這是我還在醫院急診室值班時的一個案例。

二十多歲、當時還在服兵役的兒子經過留置觀察，並沒有發現其他症狀，加上媽媽表示之前做過檢查也都正常。在適當處置之後，症狀解除，母子倆便離開了。

隔了一、兩天，又是我值班，這對母子又出現了！一樣是頭痛。接著，一週內我又碰到這對母子好幾次，都只有「頭很痛」一項症狀。

我忍不住問她：「除了頭痛外，兒子有沒有跟你說過什麼讓你印象深刻的事？」

「喔……他有說現在剛下部隊、在軍中被操得很兇啦！這樣算嗎？」媽媽一副不好意思的樣子。

「那妳自己的觀察呢？有沒有覺得他跟過去不一樣？」家人是親密的關係，特別是某些親子間的觀察，是很有參考價值的。

「有欸，我覺得他眼神怪怪的喑！很容易恍神，我直覺這個孩子身體應該有問題。」

經過溝通討論後決定安排病人進行電腦斷層掃描檢查，結果頭痛來自於腦部血管多處小出血。

原來他在軍中操練時曾發生頭部意外，當時因戴著鋼盔、沒有明顯外傷，所以未作處理，也被忽略。

頭痛找病因，過度檢查不必要！

「頭痛好多年了，是不是得了腦瘤？」
「醫生，你知道我痛的時候眞想拿頭撞牆嗎？」
「是不是需要去做腦部電腦斷層或是核磁共振？」

頭痛的原因有上百上千種。面對這種症狀時，兩個重點：
(1)有無「立即性」生命的危險？
(2)是否反映了其他「重大病症」的可能性？

常年爲頭痛所苦的人求診「神經內科」是對的。醫生會憑藉所謂的

「經驗法則」，包含病患主述的內容以及病人的臉部表情、口語表達、眼睛視覺、四肢活動的狀況，加上基本的腦神經檢查，判斷是否需要進一步的特殊檢查。**真正需要接受腦波檢查、電腦斷層或核磁共振等特殊檢查的比例連百分之十都不到。**

醫師對病史及問診夠詳盡，對病人的病情可以掌握個七、八成。需要「排除重大疾病」與「確定診斷」，或病人家屬覺得有需要時，可自費進行較深入的檢查。利用腦波檢查來排除腦部異常性放電的癲癇疾病；以電腦斷層或核磁共振來排除腦部血管異常或是異常組織，例如中風或腦瘤。

病人擔心腦子裡長了不好的東西，或對前醫師的診斷感到不放心，不斷地跑醫院，從主治醫師換到主任，甚至想盡辦法找到教授級或院長級的醫師，做了相同的檢查，得到相同的答案，這就沒有必要了。

搞定頭痛，先搞懂病源

常見的頭痛類型，有以下幾種：

・壓力性頭痛

整個頭皮呈帶狀、束狀肌肉群緊繃的疼痛，就像是孫悟空戴上了緊箍咒一般，或是硬把頭部塞進一頂過小的安全帽，出現整個頭部緊繃、悶痛的現象。

因為生活、工作壓力導致的肌肉緊張，反映在頭部周邊肌肉的症狀，在頭痛類型中最常見，疼痛程度較輕微。止痛藥加上肌肉鬆弛劑即可緩解，白天可加維他命B群。還是多**檢視自己的生活**、**紓解壓力**、**多做頭頸部的放鬆操，才是根本之道**。（放鬆操可詳見一〇〇頁的操作）

‧叢發性頭痛

臨床上很少見到這一類的病人，偶爾碰到一、兩個，總會讓人印象十分深刻。

「好像刀割一樣的痛！」「比生產還更痛！」「有如一根被火燒紅的鐵撬從眼睛插入直衝腦門……」描述的現象涵蓋了從眼窩、顱底深處所產生的劇烈痛感，疼痛指數被認為達到滿級分。

如鬧鈴般地定時發作、有其規律性，被認爲可能與下視丘的異常放電，或與大腦副交感神經的神經傳導物質的調節障礙有關。診斷上只要是非結構性問題，治療會以藥物爲主。

‧帶狀皰疹

早期得過水痘，水痘病毒潛伏在神經節的復發疾病，人體免疫力變差時，病毒沿著神經走向產生症狀。發生在頭頸部時，一開始以頭痛來表現。特殊的是，這種痛感不像壓力性及叢發性的頭痛有比較固定的位置，而是**沿著神經路徑的劇烈疼痛**。

帶狀皰疹在頭痛兩、三天之後，才會在沿著神經路徑上面的皮膚出現許多小紅疹，然後變成小水泡，最後破掉形成一片紅腫，這一看就能知道是帶狀皰疹在作怪。在這之前，連水泡都沒有的時候，甚至醫生都不容易去注意到，頭痛竟然是帶狀皰疹帶來的病症。

・顱內血管異常

因出血性腦中風過世的前民進黨立委蔡同榮先生，其引發中風的原因可能來自顱內動脈瘤或動靜脈畸形血管破裂所致。大多數的腦血管瘤在還沒破裂之前，不會有明顯的症狀，病人很難察覺。

一旦碰到氣候交替變化、情緒激動、熬夜工作、血壓飆高等等不利因素層層累加之後，**動脈瘤或動靜脈畸形血管破裂，而造成大量腦出血，危及生命**。

另外，**頭部外傷七十二小時內發生突如其來的劇烈頭痛**，兼有頸部僵硬或嘔吐症狀，以及意識不清楚，或是一邊手腳無力以及合併臉部表情、說話，以及四肢動作異常等等，都應特別注意。

電腦斷層掃描，可檢測得知是否腦震盪或腦出血，確診後再經醫師評估患者是否須接受手術診治；如果是老人家的頭部外傷，觀察時間必須延長至兩個月，一般則觀察一至兩個星期。

・其他

感冒高燒，亦可能引發頭痛，其痛感比較沒有持續性，程度也不若其他病源來得強烈。本來的感冒發燒經治癒後，頭痛症狀也跟著消失便無妨。**持續發燒加上頭痛且意識不清，要小心變成腦膜炎**。

有些女性在月經前後，也會產生頭痛現象，和月經週期一起規律出現的頭痛，屬於經前症候群，治療上反而較單純，及時服藥就能緩解。

單一邊的頭痛，就叫偏頭痛？

偏頭痛是一種特殊且常見的頭痛類型，發生於兩側太陽穴的位置，主因是此處的額顳動脈收縮與放鬆造成「血管搏動性疼痛」。什麼是搏動性疼痛呢？在頭痛時，一邊測量自己的脈搏，會發現**頭痛與脈搏的跳動呈現一致性的同步抽痛**。所以，不是一側太陽穴的悶痛、脹痛，就叫偏頭痛。

偏頭痛分爲有前兆、無前兆兩種。有前兆者會在視覺、嗅覺、味覺上產生異常，又以視覺爲主，眼睛會看到**黑點**、**線條**、**閃電或類似城堡高高低低的城牆狀**。**在前兆發生後的幾分鐘時至半小時內**，就開始抽痛起來。

經「醫師診斷」是屬於偏頭痛時，必須服用特殊的偏頭痛藥物；一般市售止痛藥的效果有限。一般止痛藥可持續四至六小時的藥效，偏頭痛患者服用後可能只有二小時的藥效。遇過很多患者描述：「本來是四小時吃一顆，今天兩小時吃一顆還是止不了，所以才會又多吞兩顆、三顆……」

有先兆的偏頭痛患者，手邊有偏頭痛的藥時，在前兆發生時就立即服藥，阻止偏頭痛的發作。有人藉由飲用濃縮黑咖啡來達到止痛效果，但要小心當咖啡因的效果消退之後，頭痛可能會更嚴重！假如你短時間內無法取得合適藥物，這樣不失爲一個暫時性的解決對策。

偏頭痛的原因複雜，最主要還是體質、遺傳因素，建議病人要找出哪些東西會引發你的偏頭痛，避開它，如乳酪、巧克力、柑橘、草莓不要吃，有一說認爲紅酒也應當避免。

頑固性偏頭痛，是一種不定時卻又時常發作，而且痛很久的偏頭痛，目前健保制度針對這種頑固性偏頭痛，有預防性藥物給付，但必須是在神經內科專科醫師確診之後才能給藥，服藥後，都能獲得不錯的控制效果。

兩個重點要注意：

⑴**不定時偏頭痛發作的人，手邊一定要隨時備藥，且是由醫師開立、適合你的藥物**。不要拿手邊的止痛藥或是他人的偏頭痛藥物來治療。

⑵**做頭痛紀錄**：什麼時候頭痛？什麼時候吃藥？服藥效果如何？是否吃了特殊料理？都要詳細記載以便日後追蹤：最近發作次數是否頻繁？或是藥效時間變短？以了解偏頭痛病情是否有惡化。

勤寫頭痛日記，擺脫惱人痛楚

學會把重點說清楚！就能幫助醫師掌握頭痛病患病情變化的，記錄你的「頭痛手冊」。

特別是頭痛症狀超過一定時間（持續半年以上、頻率超過五次）的慢性頭痛患者，一定要寫「頭痛日記」，包括：

(1)**何時開始頭痛**：目前四十歲，從三十歲開始頭痛，或是青春期？

(2)**頭痛的位置在哪裡**：是眼窩單邊、兩側太陽穴？呈帶狀，或是整個頭都在痛？

(3)**疼痛類型**：悶悶緊緊的痛？尖銳無法忍受的痛？搏動性的抽痛？

(4)**疼痛程度**：用1到5（1是輕微，5是最痛）作爲程度分級，主觀認知依照自己的頭痛填寫數字。

(5)**有無週期性**：痛的頻率及時間長短，女生則要注意與月經週期有無關聯。

(6)**其他徵兆**、**特殊現象**：是否合併有噁心、嘔吐，或單邊手腳無力、暈眩，或者是視力、聽力出現異常感覺？光線、吵雜聲會使疼痛會加重？

(7)**有無服藥與成效**：治療經驗與服用藥物後的效果，比方說過去頭痛都不需要吃藥，最近則痛到要服用止痛藥，或是藥效越來越短。當你的紀錄越詳盡，醫師越能在第一時間作出判斷、決定後續方向。

然而，什麼時候必須就醫呢？

(1)頭痛的次數越來越頻繁、疼痛等級越來越高。

(2)已經服藥治療的情況下，效果卻越來越差，比方頭痛藥已服用至上限（一天四次），但症狀改善不到六成，表示病況正在惡化中。

(3)頸部僵硬、暈眩、耳鳴等等神經症狀，甚至意識不清楚，此時可能與中樞神經、腦部異常有關，應格外注意。

(4)對生活、工作造成重大影響。

頭痛日誌

______年______月______週

頭痛程度與時間
在時段上標註對應數字：1-小痛；3-中痛；5-大痛

日期							
早上							
下午							
晚上							
頭痛共幾小時							

以下頭痛描述，符合者標註對應數字：①悶悶緊緊的痛②如刀割般尖銳③如脈搏跳動般抽痛④單側頭痛⑤整個頭部疼痛

疼痛類型							

頭痛前會有以下前兆症狀嗎？符合者標註對應數字：
①眼睛看到閃光②耳鳴③眩暈

前兆							

頭痛是否伴有以下症狀，符合者標註對應數字：①噁心
②嘔吐③怕光④怕吵⑤活動時頭痛更劇烈⑥無法自主行動

伴隨症狀							

藥物使用（效果一欄以分數計：
0-沒有效果；1-有一點效；2-緩解一半疼痛；3-完全止痛）

藥名							
劑量							
效果							

若有任何特殊事件（如女性生理期）可另外加註於下：

頭痛病史：

1. 何時開始產生頭痛？（如兩年前）
2. 當時多久發作一次？
3. 今年是第幾次頭痛發作？
4. 去年約發生幾次？
5. 看了哪些醫生？（門診科別）
6. 是否曾做了哪些檢查？
7. 當時醫生的診斷為何？
8. 醫生是否開立藥物？服藥效果如何？

便秘、腹瀉、排便異常，吃藥就好了？

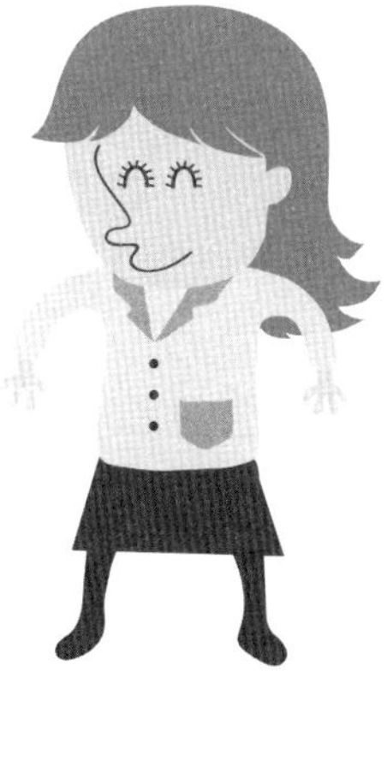

曾有報導指出，學齡前與學齡兒童每三到四人裡就有一個有便秘問題，甚至長期便秘，一再忍便而引發「滲便」。這與不當的飲食與生活習慣關係極爲密切。

一位二十多歲的年輕媽媽，帶著九個月大的女寶寶來看診……

「王醫師，我要檢查我們家小孩是不是有巨腸症？」連問診都還沒開始就要求做檢查。

「爲什麼會這樣懷疑？」

「兩個星期前開始便秘，醫生協助解便，發現糞便體積很大，可能是患了巨腸症。」媽媽憂心地問：「有需要做檢查嗎？」必須透過內視鏡加切片檢查才能確認巨腸症，她有點不放心。

經評估小女嬰沒有其他特殊症狀後，我說：「不用做檢查。」

「爲什麼？」

「因爲她沒有巨腸症的可能，否則像她現在都這麼大了，早就有症狀出現啦！」

再仔細詢問小女嬰的飲食狀況後，媽媽被我越問越心虛：「我知道我也有錯啦，這個小娃兒是眞的很不愛吃蔬菜水果，也不愛喝水。可是，她眞的不是巨腸症嗎？」

只靠藥物助便，便秘會更嚴重！

門診中患者主訴有便秘困擾的比例頗高。便秘不像糖尿病、高血壓，或體重增加、減輕這些症狀，可由客觀的檢驗、檢查來判定，由於無法知道病人的排便狀況，加上病人主觀的描述也很抽象，著實難以判斷。

一天排便三次到三天排一次，只要自我感覺沒有不舒服，都是可以接受，不算是排便異常。一旦反映有便秘或腹瀉等排便異常狀況時，建議先**做排便紀錄並爲排泄物拍下照片**，讓醫師能有比較具體的內容加以判斷。

單純性的便秘，或是從年輕時就有便秘的問題，治療方式很簡單，基本的三大作法：①多喝水、②多吃高纖食物、③多走路活動，如此而已。病人卻常常抗議說：「白開水很難喝、沒味道！」不然就只吃口感較嫩的菜葉、挑掉纖維含量多的菜梗；加上坐著、躺著永遠比站著的時間多，又不愛運動。這樣一來，腸子當然越來越懶得動！

用來改善便秘的藥物有軟便劑、胃腸道刺激劑，甚至是瀉藥……問題是，當你**藥吃得越多，腸道也就更老化、更不蠕動**了。長此以往，特別容易造成痔瘡、大腸瘻管、大腸憩室症的發生。

拉肚子，先別急著吃止瀉藥

與腸胃疾病有關的症狀不外乎「脹、痛、吐、拉」，其中又以「吐」「拉」是較嚴重的症狀。

「拉肚子」醫學名稱是腹瀉，是指排便次數比正常次數要多，且糞便中的含水量增加，呈現一種稀稀糊糊的狀態。上述提到便秘時曾說到：「一天排便三次到三天排一次，只要沒有不舒服，均屬正常。」

有些病人一天就只上廁所一次，排便感覺很不舒服，自認腸胃一定出了什麼問題；也有病人一天拉肚子三次，吃完三餐就去排稀便，每天如此，病人沒有不舒服，也不以爲意。

腹瀉症狀若非食物中毒或飲食不潔，可能是腸胃比較敏感的類型，最常見的就是「大腸急躁症」（簡稱腸躁症）。根據排便內容又分三種類型：①腹瀉型、②便秘型、③混合型（有時腹瀉有時便秘）。特別提醒混合型的腸躁症病患，拉肚子嚴重時，不要只告訴醫生你拉得很厲害，需要止瀉；而是開立健胃整腸藥，以免服用了藥效較強的止瀉藥，又從腹瀉變成便秘了；反之，發生便秘時，也是開立**健胃整腸藥**，而不是瀉劑。

到了「水瀉」（大量黃色的糞水）的程度，飲食上的清淡是必要的：

(1)只能吃白吐司、白饅頭、白稀飯（清粥）、白麵條，配清淡的菜。

(2)包括牛奶、豆漿、米漿、咖啡、奶茶、優酪乳等等暫時都不能碰。

(3)可以補充「等滲透壓」的運動飲料。

肚子再來回診。

有個病人很可愛，上次腸胃炎來看診後，回家喝了拿鐵，又拉我說：「拿鐵裡含有牛奶，當然也不能喝。」

她氣呼呼答：「王醫師，你上次沒跟我說拿鐵不能喝吶！」

所以，後來負面表列食物就又增加了發酵乳、巧克力飲品、羊奶、熱可可、拿鐵這幾項。

到了嘔吐膽汁與多次水瀉的階段，是嚴重的腸胃症狀，也是人體的自然反應、防禦機制之一。吃到不潔的食物後不久發生嘔吐，把不潔的東西吐掉，可減少致病原對身體持續的傷害。例如在冬天時容易出現的腸胃型感冒（包括諾羅病毒或輪狀病毒），病人受到感染後多以腸胃症狀來表現，主要的現象即爲拉肚子，服用了止瀉藥，病毒反而留在腸子裡，腹脹、腹痛的情況只會加重。「開的藥物是健胃、整腸，但不止瀉。」此乃爲治療的方針。

另一種狀況是：病人來看診時已經腹瀉超過三天了，體內的病毒量已經不多，拉了好些天，病患的腸胃黏膜嚴重受損，開立黏膜保護劑藥物，讓吃下去的食物，不要傷害腸胃黏膜。

排便情形與健康是否出現異常的關聯性：無論是便秘或腹瀉，排便習慣上突然性的變化，要注意可能是「大腸有病變」的警訊。目前大腸癌仍居前十大癌症之首，先做「糞便潛血反應」，需要進一步確認時，再做大腸鏡檢查。

胃堵堵、胃糟糟，你只靠胃藥搞定？

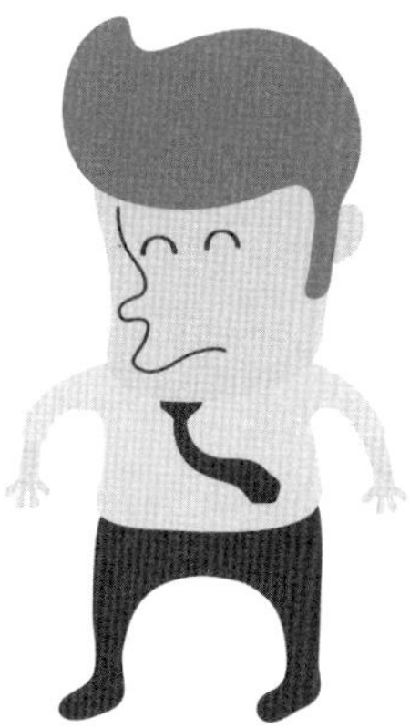

「醫生，我聽人家說你對病人都很親切、細心，所以今天才會轉了好幾班公車來看你吶！」眼前的這位阿婆，說話中氣十足、精神雖然還不錯，但一手扶著腰間、坐下來還有點吃力的樣子。

「請問您哪裡不舒服？」

「我之前閃到腰，到〇〇醫院去看，結果醫生開了一些消炎止痛藥給我。」

「那您吃了感覺如何呢？」

「我根本沒吃呀，你看，攏底加！」說著，她把整包藥袋都攤在桌上。

「啊，爲什麼？」

「我一吃西藥就胃糟糟（台語），叫那個醫生順便開點胃藥，他竟然不理我，我想說看你可不可以加點胃藥給我？」

我看了藥袋上的藥物成分，「您放心，之前那位醫生開的止痛藥是比較不會傷腸胃的，所以不需要另外加胃藥。」

「呃，安捏喔……那醫生，阮媳婦一直都有胃堵堵的症頭，不然你開點胃乳讓我拿回去給她吃，好否？」

看來這位阿婆很有不達目的絕不干休的精神吶！

到底是肚子痛還是胃痛，別搞錯了！

並不是所有藥物都必須搭配胃藥服用！某些止痛消炎藥會伴隨有腸胃道方面的副作用，這些資訊在病人所領的藥袋上或醫囑中都會告知。服藥之後若有不適的現象產生，告知原來開藥的醫師。不可像這位長者一樣，未服藥就先加以臆測，而腰痛也因此拖延了好幾天。

至於胃堵堵、胃糟糟、肚子脹脹的、消化不良……是與上消化道有關的症狀，位在身體裡最複雜之處——胸腔加腹腔，這裡包含了心臟、肺部、氣管、胃、食道、膽囊、胰臟、十二指腸，都在距離胸骨二十公分以內的周邊範圍。要注意可能是腸胃道問題外，肝癌、胰臟癌初期的病人也會感到胃堵堵。

腸胃道方面的疾病，如胃潰腸、十二指腸潰瘍等等，照胃鏡便可確知。臨床上卻有很多病人，明明是肚臍周圍痛卻說胃痛。俗稱的「肚子」

是在身體中央的腹腔，分布的臟器最多、神經分布卻最不敏感。先搞清楚是**肚子中間**（即肚臍周圍，爲小腸分布區域），**左上腹**（脾、胃、左下肺、大腸），**右上腹**（肝臟、膽囊、大腸、右下肺），**左下腹**（尿路、婦科、大腸），還是**右下腹**（盲腸、尿路、婦科）有不舒服現象。

加上以下描述：

(1)何時感到較痛？幾天前？還是幾星期前？飲食前或之後比較痛？

(2)有無嘔吐症狀？吐食物、吐酸水，還是吐苦苦的黃色膽汁？

(3)有沒有腹瀉？腹瀉的次數？排便狀況是水便或糊便？量多或量少（這時最好請善用手機，把排便情況照下來！）

(4)病患爲女性時，請交代最後一次月經日期。

反覆胃痛、反覆吃藥，罹癌風險高

輕微的腸胃炎，市售的腸胃成藥可以使用，單純的胃部疼痛服用成藥會有一定效果；脹氣時吃消化酵素也能舒緩；若是到達「拉肚子」（水瀉）的地步，就需要醫師的專業判斷了。

偶一爲之、突發的胃痛，在服用胃藥後應該會緩解；若是服藥後越來越痛，就找醫生吧！**習慣性胃痛的人，跟習慣性頭痛患者不一樣，潛藏了未知的恐怖風險**，儘管胃痛次數沒有變頻繁、痛的程度沒有變嚴重、服藥後的藥效沒有變差，也**別以爲可以這樣跟它和平共存下去**，建議你到醫療院所完成相關的檢查，並積極找出反覆疼痛的病因。

消化性潰瘍的病患，如果不做幽門桿菌檢查並加以治療，再怎麼吃胃潰瘍的藥物也不會變好。幽門桿菌與潰瘍間的關係越來越明確，長期潰瘍導致癌症發生機率，也有極大的關聯。確定病人的潰瘍與幽門桿菌相關，務必好好配合醫生治療，同時改善自己的飲食習慣。

目前藥物治療消化性潰瘍（胃潰瘍或十二指腸潰瘍）的效果很好。原本有潰瘍接受治療（幽門桿菌三合一療法一個星期，再加上二至四個月的潰瘍治療），最近又有症狀，就必須再一次安排胃鏡檢查。「醫生，聽說照胃鏡很痛，可不可以不要？」免驚！現在的胃鏡檢查已經改變很多，經鼻孔至胃的胃鏡管徑較細，只要跟醫生配合，並沒有想像中那麼痛的。

「胃食道逆流」是目前常見的現代文明病。人體的臟器問題與疾病，發生典型症狀的大約百分之六十五，其他百分之三十五是屬於不典型的症狀。這些「非典型表徵」，增加了判斷上的困難度。過去認爲胃食道逆流會有火燒心的灼熱感，但某些病人偏偏沒有這樣的感覺。

這時，也不一定要進行胃鏡檢查，透過「治療代替診斷」也是一種方法。懷疑病人可能有胃食道逆流症狀時，先開立相關藥品讓病患服用，一星期之後改善百分之六、七十，那就表示患有胃食道逆流。

若能按照以下的步驟實施，症狀應該能改善更多，如果效果不佳，那胃鏡就免不了啦！

健康保胃戰，飲食是第一守則

感到胃堵堵、胃糟糟，或肚子痛時，先找住家附近的家醫科、內兒科，或一般科即可。單純腸胃不適的現象，醫師開立的藥物效果其實都不錯，暫時緩解不舒服的症狀。無論是胃食道逆流、胃發炎、胃潰瘍、十二指腸潰瘍等等腸胃問題，最根本的還是要先從改變飲食習慣做起：

⑴三餐定時定量。**台灣吃到飽的飲食文化讓人「吃到飽、吃到撐、吃到跑來看醫生」，慎之！戒之！**

⑵**零食、甜食少吃**，包含蛋糕、巧克力、咖啡、下午茶等等飲食，都是胃病的元兇，還有今年最流行的**冰淇淋，更是可怕**。

(3)高油脂、過辣、太刺激的食物也盡量少吃，像麻辣鍋就很傷胃腸。

特別是胃堵堵、容易脹氣、容易胃食道逆流的病人，還會多叮嚀幾句：「吃飯吃慢一點，吃完飯不要馬上坐下來，先去慢慢走、散步十到十五分鐘。」

腸胃蠕動功能差或有胃食道逆流、容易胃脹氣的病人，能夠做到以上三點，這些問題都可以解決七、八成；要是這些你都做不到，再怎麼照胃鏡、吃胃藥，問題還是無法徹底改善。不適症狀也許因藥物控制而暫時會好，但請小心，不曉得哪一天它還是會再找上你！這時就不要再怪醫生的醫術不好、藥效差了。

腰背疼痛，小心結石惹禍！

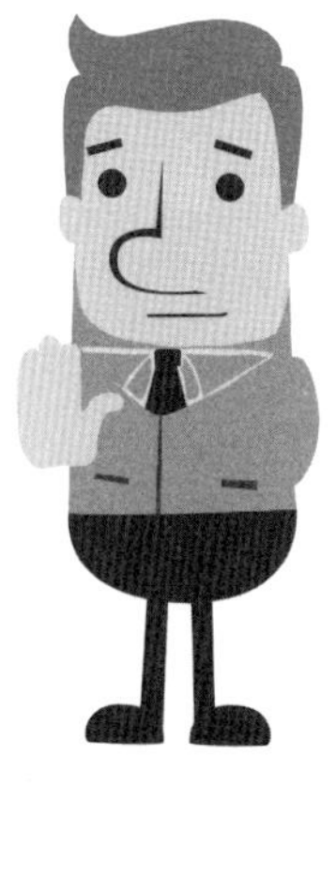

熟識的劉先生一進診間，手扶著腰腹部、一臉痛苦地哀號：

「王醫師，快救救我，好痛啊！快要死掉了啦！」

看他臉色慘白、猛冒冷汗的樣子，他的呼救可一點都不誇張，一邊心裡猜想他八成是老毛病，又犯尿路結石啦！

「劉先生，最近太忙了喔！」

「王醫師，因爲最近生意好，做一點、多賺一點，每天都騎摩托車在外面跑業務，忙到翻。但是我都有聽你的話唷，每天最少都會喝兩杯七百C. C.的紅茶。」

「蛤？我什麼時候叫你喝紅茶了？」

病人理直氣壯：「你上次不是跟我說要多喝水？」

「我是說白開水，手搖杯飲料不算吶！」

「唉呀，不管啦，現在痛死了，趕快幫我想想辦法……」

打完止痛針後，他一派輕鬆、皮皮地說：「醫生，你實在是大好人！」對照先前扭曲的表情……唉！只能說這些不乖的病人，平時不好好照顧身體，等到病痛時才大呼小叫，眞是何苦呢？

背痛病因不一，相關病症須交代清楚

腰椎附近的下背部痛，是臨床上常見的症狀，此部位的疼痛病較爲複雜，務必審愼面對處理，尋求醫師的診治。

肌肉、韌帶或肌腱等等運動系統、軟組織部位的急性拉傷、扭傷引起的背痛，例如作家事、搬運重物、打球或是某種特殊動作引起，一開始先冰敷，盡量休息，避免搬重物或其他不良姿勢等等的處理，四十八小時後改爲熱敷，三、四天後大部分都能有所改善。若有以下現象，問題可就不單純了：

(1)疼痛部位不僅在背部，牽引到臀部、腿部，是否爲過去運動傷害，或長期姿勢不良，所造成的椎間盤突出引發坐骨神經痛。

(2)如是一種很尖銳、劇烈的程度，及尿中帶血（即血尿，且排尿時合併有疼痛感）的症狀，可能是腎結石。

(3)之前已有膀胱炎的症狀，又合併有發燒、畏寒現象，經醫生在下背部兩側敲擊後劇痛不已，就要高度懷疑腎臟發炎的可能性。

(4)胸椎、腰椎部位的疼痛，剛開始起床時會不舒服，但身體活動之後會慢慢改善（稱爲「晨僵」），也許是免疫系統異常所引發的「僵直性脊椎炎」。

因背痛前來就診，先問：「有無受傷、跌倒？」「是否從事特殊活動？」問診後再搭配觸診，醫生多半可判斷病人脊椎有無走位現象，有需要時才會安排進一步的檢查。

(1)懷疑是僵直性脊椎炎時，可透過X光檢查，看看骨頭是否增生融合成竹竿狀、壓迫到周圍組織。

(2)初期以背痛來表現的坐骨神經痛病人，則須視狀況看是否轉介至大型醫院進行核磁共振來確診。

(3)第一次檢驗發現尿中紅血球數量偏高（血尿）後，醫生會再安排第二次檢驗，結果相同，便需要轉診到腎臟科或泌尿科就診。

請病人坐正、由醫師進行「下背部敲擊」的檢查，也是鑑別病因的方式之一。敲擊疼痛部位後，沒有特殊明顯的痛感，可歸類爲肌肉、筋膜部位的疼痛。短期、急性的疼痛，會先給予服藥、打針處置。病患從進診間開始，手即壓按著肋骨下緣與脊椎交接處，當醫生一敲擊後，不但疼痛異常，甚至很多病人會馬上忍不住來個國罵，那就是腎結石造成的腎臟水腫，或是急性腎盂腎炎，必須住院處理。

訴說疼痛部位、有無其他合併症狀（如發燒、血尿、骨質疏鬆），在哪些情況、動作下（如工作、活動時，或是剛睡覺起床時）會加重或減緩背痛，都有利於醫師正確診斷。

預防腎炎、腎結石，日常防護遠勝於治療

平常很少喝白開水的人，很容易再度復發腎結石。特別是炎炎夏季、流汗量大，當水分的補給又不夠的話，尿液濃度較高，易形成結晶沉澱，一不小心就會演變成「痛起來要人命」的尿路結石。

病人常會忽略腎臟裡的小石頭，初期的腎結石，沒有明顯症狀，等到結石掉落到輸尿管後，引發腰背劇痛、噁心、嘔吐或血尿後，才會急急忙忙地尋求醫師協助。

千萬不要有「疼痛只要打止痛針就好」或是「有結石到醫院打碎即可」的心態。結石引發腎臟發炎時，必須住院治療，反覆發炎則會導致腎臟組織結疤、萎縮，甚至變成罹患高血壓的體質。唯有**戒除不正確的飲食與習慣**、**配合醫生的指示**，才能達到眞正的治療效果，並可降低再次復發的機率。

是否做結石成分分析？第一次結石的人不太需要，除非有家族史，或是在很快的時間內再度結石的話，就有必要了解成分。有家族遺傳因素的人要做結石的化驗與分析，藉由這些被排出的小石子，得知是草酸鈣、磷酸鈣、碳酸鈣，還是其他問題引起結石。另外，三年內又復發的病患，就必須作結石分析。

以國人來說，大半的結石爲草酸鈣成分，偏偏草酸又是日常食物中無法避免掉的成分，這在大部分植物性食材中，都會攝取到。因此，預防的根本之道，就是平日多喝水、少喝飲料就對啦！

至於結石的病人，鈣質的攝取需要限制嗎？不用，鈣反而要攝取充足。因爲足夠的鈣質可以先和食物中的草酸結合成草酸鈣，經由糞便排除，避免身體吸收草酸，進而減少草酸鈣結石的產生。

水應該怎麼喝？

除了三餐的湯湯水水，一個人每一個小時須再補充一百至一百五〇c.c.的水，並維持一個半小時至二個小時小便一次，一天至少小便六次；有結石病史的人，則須小便八次，才可能避免結石復發。

頭暈眼花，哪裡有問題？

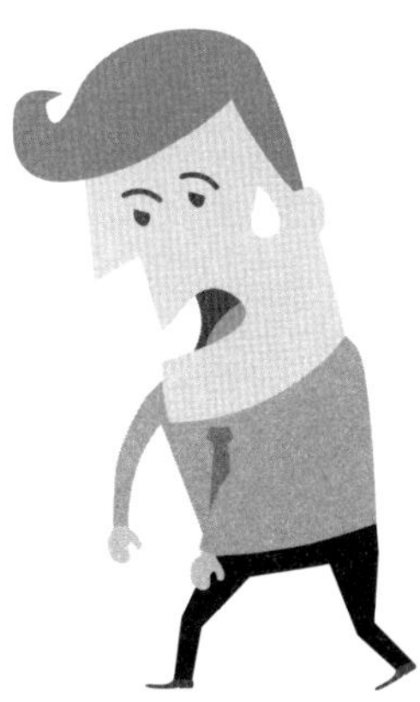

年近四十多歲的壯年男性進到診間時，看起來狀況不太妙，旁邊還要太太略微攙扶著才能行走。

「我最近都會有點頭暈、頭昏，今天連班都沒辦法上了！」

「嗯，除了頭暈之外，有沒有其他症狀或變化？」

病人答：「噢！我每次頭暈時，血壓也會跟著升高。」

接著一旁的太太抱怨說：「王醫師，你順便再幫他看看脊椎有沒有側彎，我先生每次停車都沒辦法停在格子的正中央，老是偏一邊，很傷腦筋呢！」

後來病人到大醫院接受電腦斷層檢查，這才發現病人罹患有「慢性腦硬膜下出血」。經過詳細詢問後，病人猛然想起他數年前到國外旅遊時，曾被歹徒用槍枝敲了頭的往事……

頭暈病因不單純，須對症治療

爲了維持平衡，人體必須依賴小腦中樞、眼睛視覺、內耳系統、本體感覺（關節）四大部分。其中任何一部分出現問題，都會有不平衡、頭暈的症狀出現。頭暈跟暈眩又是兩件不一樣的事，有如走在不平穩地方、頭重腳輕的症狀稱之爲「暈」；若感覺天花板在旋轉則是「眩」。

最常見的暈眩是內耳引起的病灶，內耳系統中的前庭與三半規管主控人體動作與立體定位，前庭具有調控前進、後退的功能，三半規管調控立體定位。三半規管上面的耳石脫落，就會引發眩暈，其特徵為病人原本好好的都沒事，因為感冒、打噴嚏或是某個特殊動作，導致負責平衡的耳石掉落，這時須至醫院的耳鼻喉專科，進行耳石復位治療。

至於血壓升高時會有頭暈現象，是少數人才會發生。高血壓被稱為「無形殺手」的原因，就在於不具明顯症狀。除非血壓高到兩百以上，否則大多是因為情緒緊張，或量血壓後發現數值偏高便自認有危險，才會發生頭昏。

值得注意的是，上述案例裡的病患，因頭部外傷的情況輕微，當時並不覺得有任何不適，連自己都忘了曾發生此一事件。「慢性硬膜下出血」（SDH）的特徵就是「非急性出血」，慢慢、一點一滴的滲血症狀，時間一久便會壓迫腦部。由於被壓迫的部位，剛好是腦內掌控平衡的區域，才會出現與平衡有關的「停車老是歪一邊」的慣性。進一步安排檢查，加上從病人的記憶反推回溯，才能揪出引發頭暈的主因。後來經過手術取出血塊後，症狀也就好轉了。

合併有不尋常症狀，都應小心

單一暈眩症狀時，通常都是良性的，先至耳鼻喉科門診，判定爲內耳不平衡，初步會以開立止暈藥物作爲治療原則。內耳不平衡的因素與中耳炎所引起的內耳迷路發炎較常見，服用藥物應可改善六、七成。就醫後暈眩不適仍不見改善，或是發生頻率較高，則改至神經內科檢查是否有其他疾病可能。

頭暈合併有神經學相關症狀時，就是身體在發出警訊的象徵：

(1)憑著本能停車時總是無法與旁邊的車輛平行。

(2)走路偏一邊、步態不穩。

(3)一邊手腳無力(尤其是老年人)。

(4)同時合併頭痛症狀,則有可能是中樞神經問題。

聽力、視覺是否有影響?伴隨嘔吐現象嗎?是暈完才吐還是吐完之後感到暈眩?有時嚴重嘔吐會造成電解質不平衡、使腦壓升高而暈,與咳嗽過猛時頭痛的現象一樣,是否有貧血病史?血糖是否過低?

除此之外,①是否有規律性?多久一次?②時間維持多久?是整天都暈嗎?③在什麼原因或情況下會導致暈眩發作?(譬如突然站起來時才會暈)④是否正在服其他特殊藥物?⑤晚上睡得好嗎?(與壓力、心因性因素相關)

說得越清楚,醫生便可以迅速依據你的症狀下判斷或進行轉診。

發燒當感冒，竟是敗血症？

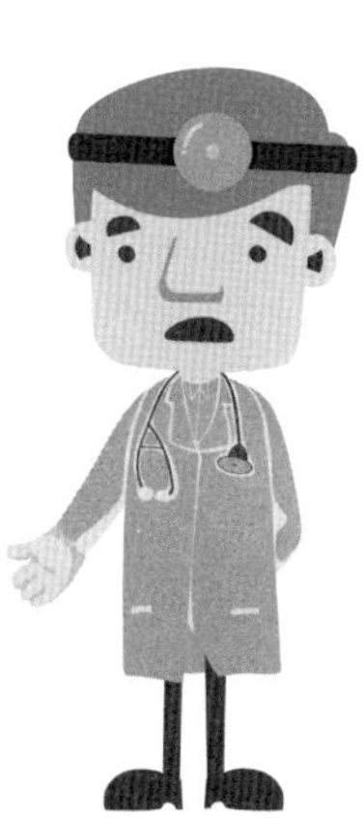

晚診，進來的是一位熟識的老病號，這次旁邊還有太太陪著一起來，感覺很虛弱的樣子。

「感覺怎麼樣？」

「從早上起床以後就斷斷續續地發燒，根本沒辦法出門上班……」接著他開始說明這一天自行在家進行的退燒處置，一旁的太太突然想起什麼，緊張地問：「王醫師，我先生該不會是得了敗血症吧！要不要趕快幫他抽血驗一下？」

「咦？爲什麼會這樣問呢？」敗血症患者的確常出現發燒症狀，目前這位病人的情況，應該只是感冒所引起的發燒。

「我之前聽一個朋友說他親戚高燒不退好一陣子了，看遍家附近的診所都沒有改善，後來是輾轉聽人介紹到一位醫生那邊，抽血檢驗之後，才發現竟然是敗血症欸，差點送命！」

這時，看看椅子上的這位病人，臉上的表情已經從疲弱無力轉爲驚恐……

發燒不可怕，找出病因才重要

發燒是一種病徵，在很多疾病中都會發生，最常見的就是上呼吸道感染，也就是俗稱的感冒。感冒還會伴隨鼻塞、流鼻水、咳嗽等等症狀，要是單純發燒卻沒有注意其他相關症狀，光是給予退燒藥而不詳查病因，是很危險的。

每個人的體溫都不一樣，有人怎麼量體溫都偏低，有的人卻是偏高。應該**以自己爲基準來比較相對値，體溫比平時高出0.5℃以上，表示有體溫偏高的傾向，高出1℃以上就可視爲發燒**。人體的中心溫度一般約爲37.5℃，到達38.5℃以上可確定已經發燒。量口溫、腋溫、耳溫皆可，比平時高一度就是異常。

「發燒」代表：

(1)受到病毒、細菌、黴菌的感染，在感染病程中會出現體溫變化，只要醫療得當，發燒現象會慢慢消退。細菌引起的感染，必須使用抗生素治療；病毒引起的感冒，則不必使用抗生素。

(2)罹患癌症時，會因免疫問題而發燒，這種發燒比較特殊，是一種體溫微微升高的狀態且一直持續，屬於恆定的低溫燒現象。

(3)自體免疫疾病。自我的免疫系統把身體健康的細胞當成侵略者，加以攻擊的疾病。引起發炎反應如紅腫、發熱、疼痛，典型常見的疾病有紅斑性狼瘡、類風濕關節炎等等。

發燒還是跟感染比較相關，感染之後最麻煩的情況，就屬引發敗血症。如果沒有在適當時間使用正確藥物治療的話，就會產生極大的生命威脅。

當細菌在體內，人體的免疫系統無法與之對抗時，便會瀰漫全身，連血液裡、重要器官全都充滿了細菌，稱為菌血症。等到體內的白血球戰敗了、免疫力崩潰，就演變成敗血症，死亡率高達九成以上。

驗尿、抽血——協助診斷的初步篩檢

去年年底時，有位小朋友發燒到40℃，由爸爸陪伴來看診。使用耳鼻喉科醫師專用的耳鏡，無法判斷小孩是否有中耳炎的問題，因為耳朵裡有太多耳屎，便轉診到耳鼻喉科。經過耳鼻喉醫師處置後兩、三天，高燒就退了。

事隔一個多月後，爸爸又緊張地帶著小朋友來了！一量體溫，40℃！查詢其健保卡就診紀錄後，發現小病人看診次數並不多，詢問家長才知道：小孩去年看診四、五次皆是因爲感冒，症狀也只有發燒。於是我將他轉診到大醫院，透過抽血檢查分析白血球感染指數，再加上驗尿來查明是否有泌尿道方面的問題。

經過檢驗，血液、尿液沒有異常現象，表示即使很少感冒，一旦感冒便發燒，這是比較特殊的狀況，但在小朋友身上較常見。

透過抽血、尿液等等檢查甚至流感的快篩，都有助於醫師進行初步篩選並做出診斷。如果每次生病發燒，均可進行檢驗，醫生便能得知是因病毒引起的淋巴球比例升高，還是細菌引起的嗜中性白血球偏高，才能判斷該不該開立抗生素治療。

儘管抽血驗尿的數值可以得知很多訊息，其耗費的成本較大。患者又是幼兒，抽血不是容易的事；每個人的發燒與個別症狀均不同，並非人人都需要檢驗。

這時候，醫生專業所累積的經驗法則與自由心證，以及醫病之間的良好溝通，就是幫助醫師準確、有效率地做出決策的重要關鍵了。

發燒期做紀錄，掌握病情的第一步！

有發燒症狀時，要製作「發燒曲線圖」與「病情變化紀錄」，尤其是小孩和老人。

(1)定時量體溫（如每隔兩小時量一次，口溫、耳溫、腋溫均可），畫下曲線圖，有無服用退燒藥物，都應詳細記載。

(2)病情紀錄應包含「食欲如何？」「活動力、精神好不好？」這兩項是觀察重點。要是有其他症狀，如噁心、嘔吐、頭痛等等，也要列出來，帶到診間提供醫師診斷參考。

定時量體溫到底該怎麼做？

從自覺發燒開始，在尚未服藥的情況下每隔四小時量一次。假如測量後發現無力或倦怠現象好轉，延長到六小時量一次也可以；但原來活動力不錯卻漸漸變差，可以坐著變成需要躺著休息，那麼在未服藥的情形下，兩小時量一次是非常必要的。

感覺不對勁，早上起床及睡前一定要量，這兩個時段都是人體體溫的低點，應當低的時候不低時，就代表要小心。有服藥的情況下，藥效通常都在半小時後開始作用，並持續4～6小時，表示服藥後兩小時應該是藥效最強的時候，即體溫應降低，若此時體溫持續高過38℃，就要注意。因此，不吃退燒藥的人至少兩小時量一次體溫，並製作發燒曲線圖；有服藥的人在吃藥前與吃藥後兩小時，測量體溫。

順帶一提，使用耳溫槍要注意，其感應晶片有次數的限制，超過使用次數後，感應晶片會失真。發現怎麼量起來都是34、35℃，代表感應晶片已經失準了。可將家中的耳溫槍攜至診所做同步校正，順便也能讓醫護人員看看你量的方式對不對。

發燒、食欲、活動力三項指標上，僅有一項出現異狀，在發燒前一、兩天之內，還可以自行觀察看看。但如果發燒又合併有食欲減退或倦怠無力現象，請不要再撐了，趕緊就醫爲妙！

發燒時到底該怎麼服藥？

以開始投藥爲起點，病人必須按照醫生指示的時間吃藥。服藥後半小時體溫會下降。一段時間後會再高起來，但按時吃藥後會再度退燒，會呈現是一個有規則性的曲線，體溫的高點也會漸漸變低。一般來說，兩、三天過後就能恢復正常體溫。

體溫到達39℃以上，服藥後不到兩小時又回燒到39℃，表示問題持續著，要特別關切。如果持續發燒二天，回診時醫師會特別注意。

有一派認爲發燒時不需規則服退燒藥，有高燒症狀再吃，這樣發燒的

規則服藥的發燒趨勢圖

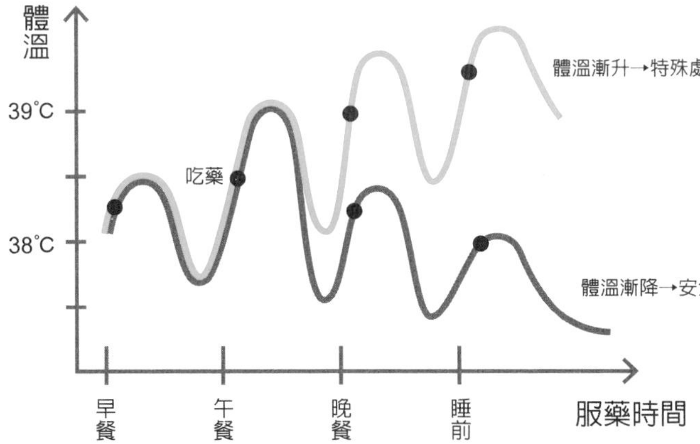

狀況會呈現混亂，反而會造成後續醫師沒辦法掌握「規則服藥的發燒趨勢圖」來控制病情（如上圖），到了醫院也只能先給予藥劑退燒，再要求病人規則服藥，以重新掌握規則服藥的趨勢後，再採取相應措施。這時候病情可能得再拖延一、兩天。除非你跟醫師要求自費做抽血或快篩等等檢查，否則又要處在備受「發燒不舒服」的煎熬與「等待病情有無變化」的考驗中了。

體重突然減輕，別高興！

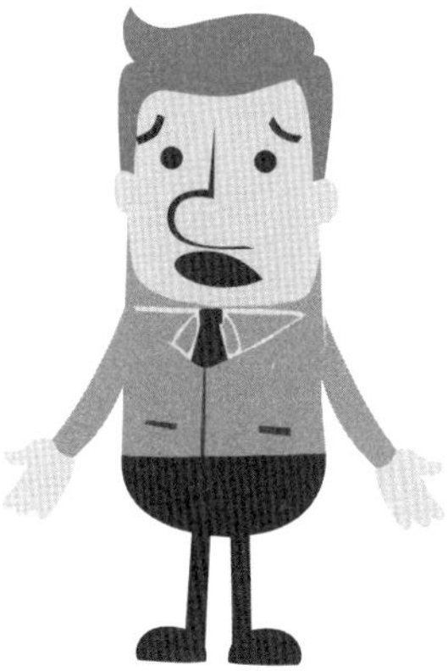

「欸！一陣子沒見，最近營養很不錯的樣子。」這是一位很熟識的病人，五十多歲，外表福福氣氣的，在附近的建設公司擔任主管職，有天一拐一拐地走進診間。

「唉唷，王醫師你不要取笑我了，我這幾個月有好多飯局吶！」他不好意思地搔搔頭，接著臉色一正：「我的部門有個同事，最近消瘦許多，結果到醫院檢查，說是甲狀腺……」

「甲狀腺機能亢進。」我接著說。

「啊！對啦。所以王醫師，我本來就胖胖的，假如眞的瘦下來才要擔心咧，你說對不對？」

呃！可愛的病人呀，你因爲吃得太澎湃，酒喝太多而引發痛風來看診，結果有比較好嗎？

莫名消瘦，是疾病警訊！

三到六個月內，不是節制飲食，或是增加運動量，卻出現體重減輕百分之十（相較於原來的體重），需要加以注意。

一時間搞不清楚爲何體重減輕時，不妨想想：「最近的食欲好嗎？總食量有減少嗎？」食欲比以前好，吃得也比以前多，體重卻往下掉，可能是糖尿病、甲狀腺機能亢進，或營養吸收不良，也可能是腸道有寄生蟲。

食欲變差、「茶不思、飯不想」而狂瘦的話，考慮的就會比較複雜。許多愛美女性怕胖喜歡節食，一開始嚴格地控制進食，後來變成抗拒食物，甚至在吃完後馬上催吐的行爲，導致精神性厭食症。

排除掉貧血、營養不良、甲狀腺等等問題後，會朝「患者是否有心因性的因素」方向思考，是否有憂鬱傾向。醫師通常會問：「睡得好不好？」就是因爲**憂鬱傾向的病患，通常會伴隨有失眠問題**，當睡眠出現障礙合併體重減輕，表示憂鬱的症狀可能已經有一段時間了，必須要尋求積極的治療。

暴瘦！就是癌症的初期信號嗎？

「王醫師，我這兩個月瘦了六公斤，診所的醫生認爲我可能有大腸癌，叫我去做篩檢，你覺得我像得癌症的人嗎？」

體重大幅下降的情況下，是有罹患惡性腫瘤的可能。尤其是五十歲以上的熟齡族群，體重突然減輕，又合併有發燒症狀，就要注意。

癌症的症狀表現太多樣，每個癌症的初期症狀也不一樣，不需要自己對號入座。在沒有其他特別症狀的情形下，醫生必須詢問病史，進行基本理學檢查、生化檢驗後，再經過綜合性的判斷後，才能作出結論。

體重直直升，是發福還是水腫？

另一方面，若體重增加，發生重大疾病的機率就比較低了。一般是熱量攝取居多、營養過剩、肥胖原因爲多。在臨床上倒是病人經常會說：「我吃得不多啊！」

發胖，是因爲攝取的熱量超過人體所消耗。自認飲食正常的情況下體重卻增加，建議要做「飲食紀錄」，跟理財就要學會記帳一樣。想控制體重，把每天吃的東西種類、數量記下來，吃多、吃少就很清楚了。

現代人的飲食型態，跟傳統「一日三餐」的概念大不相同。流行早午餐、下午茶、消夜……以爲「只吃兩餐，分量總合比起吃三餐應該更少！」事實上，可能因爲**少吃了一餐的緣故，卻吃進了更多高糖分、高油脂、高鈉的食物**。

澳洲某一項飲食行爲科學研究中發現，原來正常吃三餐的人後來改成只吃兩餐，就是早午餐加宵夜，**一天兩餐的現代飲食方式，即使食物的總熱量沒有增加，因爲身體自我的調節功能，將導致瘦素減少、使得體重增加**。假如從小開始就習慣某種飲食模式，如每天只吃兩餐，終其一生是可以維持體重；但如果是在三十歲過後才改吃兩餐，可能有中年發胖之虞。

有些病人體重增加並不多，卻有水腫而感覺自己變胖，然後忙著節食，建議你要先弄清楚體重到底上升多少，有沒有水腫的相關症狀，與醫師討論後，再決定如何飲食控制。（關於水腫，請詳見第一〇六頁）

定期量體重，維持健康體態的關鍵

體重減輕，一種是自覺穿衣褲時寬鬆許多，另一種就是被周圍的人說最近看起來很削瘦才驚覺不對勁。一經問診，對瘦了幾公斤、半年前的體重如何……幾乎都不清楚。

養成定期測量體重的習慣（每個月至少一次），什麼時間測量最好？固定時間量，早上起床排空尿後站上磅秤，或晚上洗完澡、睡前量都可以，這樣才能好好掌握體重的變化。一旦有體重增加或減少情形，便可針對最近的飲食與活動量做個檢視。而非等到就醫時才恍然大悟：「啊！怎麼變胖了？」也不會出現醫生問而病人卻答：「大概是因爲最近吃比較多，也可能是……」這樣不清不楚的問診內容了。

如何記錄自己的體重變化？

平時定期記錄自己的體重變化，是了解自己身體狀況的指標之一。然而，飯後或起床時的體重也不盡相同，要準確地測量並記錄體重情形，請注意以下要點：

(1)使用同一台體重計。
(2)起床後或睡前時段，上完廁所之後再量。
(3)衣著簡便，不要太厚重。
(4)固定時間、時段測量，例如每天、每週，或每月X日的早餐前。

PART4

最常發生的醫藥問題Q&A

大部分的人會有的就醫、用藥迷思

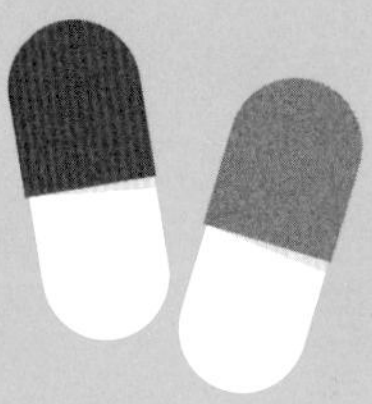

規則服藥，眞的不能停嗎？

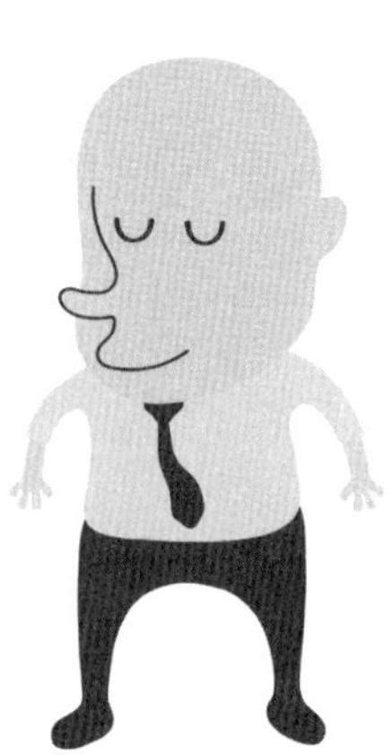

病人會有這種想法，是因爲醫病關係缺乏良好溝通所造成的。藥該怎麼吃？什麼時候可以停藥？醫生都必須很明確的告知病人。

以感冒爲例，告訴病人這次藥物裡沒有抗生素、類固醇，三天藥吃完後可視狀況，有需要再回診即可；而需要服用抗生素治療時，要清楚告知病人需要再回診的原因，以及抗生素需要的天數。

以做完胃鏡確定消化性潰瘍爲例，醫生說需要服藥二至四個月時，病人至少規則服完兩個月後，回診和醫生討論治療的效果。即使這中間（一個月內）認爲自己的狀況很好，可以不用再吃藥了，也一定要跟醫生討論是否停藥，因爲在健保制度下，照完胃鏡確定診斷，可服藥二至四個月，超過四個月則必須再做胃鏡。

醫生沒有主動關心或告知病人資訊的情況下，病人不妨主動詢問：「醫生，我的藥裡有沒有特殊成分？」「下次有需要再回診或拿藥嗎？」

得了慢性病，必須終生與藥為伍？

高血壓、糖尿病等等慢性病的病患，在藥物的控制下可以對病情達到良好的控制效果。「是不是一輩子都得乖乖吃藥，沒有停藥的可能了嗎？」以下兩種狀況，停止服藥的機會是很大的：

⑴**慢性病初期**：慢性病如高血壓、糖尿病，通常在發病前的三至五

年，已發出警訊，當醫生說你的血壓高、血糖高要注意時，就是疾病的初期。又譬如失眠，多屬心因性，當事件過去、問題解決了，通常病患也就不必再服安眠藥物。

(2)**自己能做到九十分的改善**：慢性病的發生跟生活習慣、飲食方式有很大的關係，包括①生活作息、②飲食控制、③體重控制、④運動管理、⑤心理休閒各方面，當病患都全面做到，戒除對健康不利因素的時候，可與醫生討論是否能減藥，甚至可以停藥。而測量數據會告訴我們答案，所以，當病患的紀錄（血壓、血糖）做得越勤快、越詳細，控制得宜的情況下，醫生也會樂意幫你減藥。

有個小故事可以分享：

> 有個四十歲左右病人在來門診看病之前，因血壓飆高進出醫學中心急診三次，醫生強烈建議使用藥物治療，但病人自視年輕，又擔心藥的副作用而不願意服藥。聽完他的病史，了解他以前做過種

種高階健康檢查後，我問：「請問你做哪一行？」

「蛤？問職業做什麼？」連一旁陪她來看診的太太都不禁疑惑起來。

「我要知道你從事什麼行業，才能用你熟悉的語言及思考模式來溝通，否則我講我的，你不見得能聽得進去。」

原來，他從事高科技產業，而且還是一家美國上市公司，並持有百分之五的股份。

我說：「那你只要把股份賣掉，這輩子可以很好過啊！」「大醫院、預防醫學診所、健檢中心……你都跑過了，唯一現在要改變的就是你的生活型態，賣掉股份、停止工作。」

病人搖搖頭，表示不可能。

「那就得一輩子吃降血壓藥了，然後不曉得哪一天又會因爲血壓飆高去掛急診！甚至可能引發高血壓危機重症。」這不是在嚇他，是因爲他的職業讓他必須白天長時間工作，晚上又要注意著股市行情，無論漲跌，心情都跟著上上下下，血壓又怎能不受影響？

病人仍不死心，繼續發問：「你不幫我做檢查嗎？」

「大醫院的所有檢查你都做過了，這裡不必做。」

你猜怎麼著？這位病人眞的賣掉股份，逍遙快樂地生活，血壓也就恢復正常，藥當然不用吃了。絕大部分的人或許沒有像他一樣的條件，可以完全擺脫俗務、專心養生，但仍要鼓勵大家：在能力範圍內盡量將致病因子降至最低，病痛都能得到好轉。

以慢性病人而言，只要能做到改善生活作息、飲食控制、體重控制、運動管理這四項，減藥的比例是滿高的喔！停藥的也是大有人在！

想找好醫生，看名醫排行榜準沒錯？

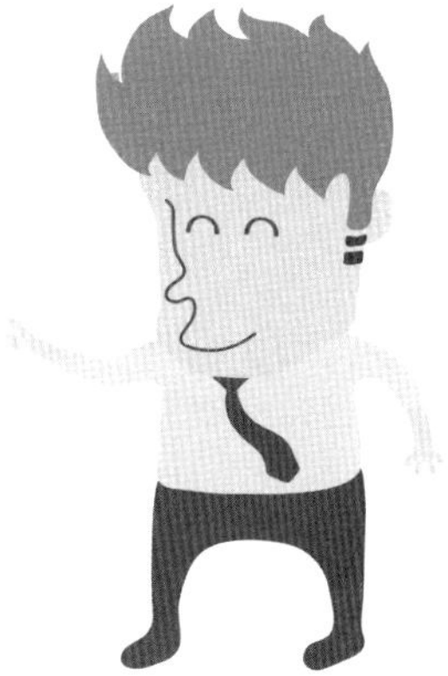

很多病人只要聽聞哪裡有特殊醫療的成功案例，就想找哪位名醫看診，找「名醫」、找「大牌」似乎已成了大眾長期以來的求診習性。

曾有雜誌做過一份良醫排行榜，病人按圖索驥去看診後，再到我這裡抱怨說：「我想說雜誌都寫出來了，應該是還不錯的醫生，結果排隊看病的人好多喔！等很久不說，看了以後沒幾分鐘就出來了……」

這是可想而知的，經過媒體報導的效應，病人數已經不少的名醫門診肯定更加爆滿。形成「名醫越來越多病人找，每個病人看診的時間卻越來越少」的結果。原本是立意良好的一個調查，卻讓已經不正確的就醫習慣，更惡化下去。

與其找所謂的「名醫」，不如找「眞正適合你的良醫」！

找你熟悉、在家附近的醫生

基層醫療院所，有距離住家或是上班地點近的特點，對病人來說可以達到即時的照護。無論是找家醫診所、內科診所都可以，未滿十四歲的兒童、青少年則是以小兒科或是家醫科診所爲主。

基層醫療院所的兩個主要特色就是「不住院、不開刀」，相當於一個醫院的門診部。除了問診、開藥與初階檢驗。「轉診」「爲病人安排進階檢查」也是相當重要的工作。

選擇住家附近的基層醫生成爲你及家人的家庭醫師，**讓家庭醫師成爲替一般疾病把關的角色**，會是比較理想的就醫模式。

台灣的家醫制度仍做得不夠好，因爲沒有良好的轉診制度來配合，以及病人的自主性強。以都會型城市來說，醫院的密集度高，病人就直接到醫院掛門診；或在診所看了一次自覺沒有改善，連基層醫師都來不及做檢查、轉診，病患便「自行轉診」了。這就是醫院的急診室經常人滿爲患的原因之一。

住過美國或加拿大的人知道，在其保險制度下，沒有先看過家醫科，或是拿到家庭醫師的轉診單，到醫院做心電圖、胸部X光，都會是困難的事。這是國情、地理幅員不同所產生的差異。

當你對自己的症狀越感到不知所措的時候，**先找最常看診的醫生**，他比較了解你。在還沒進行詳細問診前，除了病歷以外，病患一走進診間的表情、動作、身材上的變化等等，都可以透露出許多訊息，這些資訊很快地在腦中進行交叉比對後，到底有沒有狀況，熟悉你的醫生都可以有初步的了解。特別是家醫科的醫師，不會只有看單一症狀，而是根據病人現在與之前的整體狀況去做比較，提供較完整的醫療對策。

爲什麼醫生要轉診？

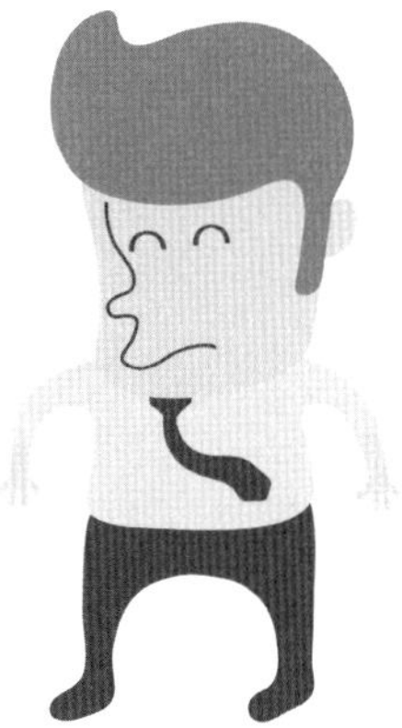

醫療法七十三條規定：「醫院、診所因限於人員、設備及專長能力，無法確定病人之病因或提供完整治療時，應建議病人轉診。但危急病人應依第六十條第一項規定，先予適當之急救，始可轉診。」

當醫師開出轉診單或建議你轉診時，代表兩種意義：

(1)病情特殊，以目前狀況而言，在基層診所無法加以處理與治療，例如需要住院，或者進行開刀手術……等。

(2)病情不尋常或原因不明確，這種不明確的狀態，後續可能會發生惡化的狀況，基於保護病人的立場，必須轉診到規模較大的醫院做更詳細的檢查，以排除現在不明、但可能發生嚴重的不良影響。

轉診制度是因應醫療所需的一種特殊處置方式，在健保制度下，盡量在社區內的基層醫療院所就醫，病情有需要時再透過家庭醫師轉診，以便做進一步的檢驗、檢查或治療，改變民眾習慣到大醫院或醫學中心的就醫行為。

程度輕微的小病痛，如感冒、腸胃炎，或是還不清楚病因、不知道該掛哪一科的情況下，找你的家庭醫師或於住家附近的基層診所就診。

找比較具規模的基層診所，有抽血、驗尿、心電圖的檢查設備，進一步備有X光、超音波、胃鏡，甚至是數位X光……等設施。以我自己服務的診所而言，還有直腸鏡、雙光子骨密度儀（DEXA或是DXA）等等，甚至病患在進行完抽血、心電圖、X光後，二十分鐘就能看報告，較特殊的抽血項目則是二到三天可知結果。

具備一定規模設備的基層醫療非常重要。經由基層醫療轉診出去的病人，十個當中有七、八個是所謂的「確定診斷」，即病人的診斷確定，但狀況需要到大醫院去進行更進階檢查、手術或住院醫療。對病人來說，可以省去在大醫院轉來轉去（特別是在病因不明確的情形下，從甲科掛乙科再轉到丙科）、長時間候診、排隊檢查的冗長程序。

「醫生，可以告訴我哪位醫師跟你比較要好？」

「從你這轉診過去是不是可以獲得好的特殊待遇？」

錯！錯！錯！轉診是因爲你的病情需要另一位專科醫師來診治。這就跟很多人認爲「前面病人花了二十分鐘看診，一定是因爲跟醫生有交情」的迷思一樣。請記得：是因爲病情需要而轉診，因爲病情需要而花了二十分鐘問診，並不是因爲特殊待遇。

拿轉診單就醫有什麼好處？

經基層醫師診斷後，覺得需要做進一步檢查、手術或住院時，會建議你轉診，並開出一份轉診單。

轉診單又分成兩種寫法，一種是詳載了病人的症狀要點，好讓轉診的醫院醫師來作最後的確診；另一種則是會直接寫上病人的疾病或狀況名稱，讓醫院的醫療人員一看到病名，就能夠馬上安排病患住院，或是做後續的相關措施。

比方說，見到轉診單上載明病人「氣胸」的診斷，這時醫護人員只要再經過確定檢查，便可做立即性的後續處理。

大家持轉診單去看診會的好處有：

⑴拿轉診單到醫學中心的轉診中心辦理手續，第一次的掛號費可減免部分負擔、比較便宜。

(2)即使當次門診的看診醫師病人數已經額滿，醫院也一定會幫你加號掛進去看診。

(3)儘管只是發高燒、類似流感，或咳嗽超過兩個星期的症狀，因為是被轉診過去的病人，開立胸部X光檢查或是流感快篩，以排除相關疾病。

藥多吃一點比較有效？

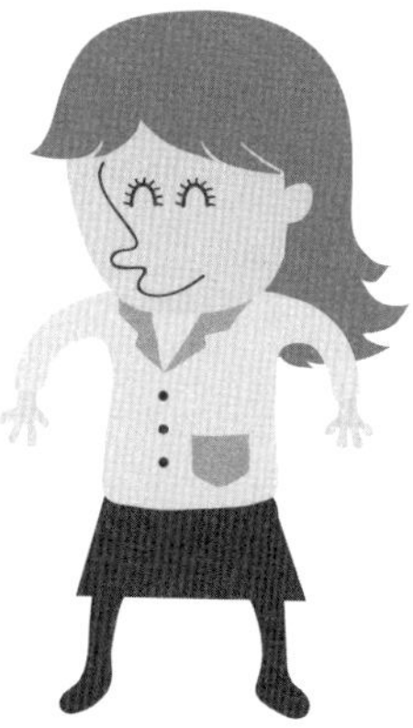

天氣只要一變化，就是醫護人員必須嚴陣以待的時刻，爲感冒、過敏所苦的病人都會集中在這一段時間來報到。

一位咳嗽的阿嬤煩惱地說：「醫生吶！我感冒都好幾天，也看醫生、吃了好幾天藥，怎麼還沒好？」

等到我向她說明病情及治療方式：「阿嬤，你不用擔心，先拿這三種藥回去吃吃看，三天後看看有沒有好一點……」

話尚未說完，只見阿嬤瞪大眼睛：「醫生，你很小氣吶！我去別的醫生那裡都拿七、八顆藥丸，來你這邊怎麼只給三顆，我前面吃七、八顆都沒效了，三顆哪有夠？」「還有啊，人家一下都開五天的藥給我拿回去，怎麼你只開三天？」

在第一章裡，我曾提過「根本沒病卻認爲自己需要吃藥」「身體有病卻拒絕服藥」這兩種病人讓醫生很頭痛。事實上，還有一種病人的心態，往往也令我們非常傷腦筋，即「有看診就一定得拿藥」「藥多才有效，越多天越好」。

只能透過更耐心的解釋讓她明白：「開的藥跟別的醫生不同款，數量當然也不一樣，你先拿回去吃吃看嘛！三天吃完藥回診後咱再來討論，安呢好否？」所幸，病人經過說明後都能接受（雖然仍帶著懷疑的眼神離開診間）。

病患因爲某種症狀，到甲診所拿的藥只有三種，兩天後換了同一條街上的乙診所開了六、七顆藥，後來病就好了是因爲藥多才夠強嗎？還是病況本來就是要好轉了，卻認爲自己「得吃那麼多種藥才能解除症狀」，或總是「感覺」藥的分量不夠、所以病不會好？

病人要學會檢查藥單、藥袋

關於藥劑的數量，另一種狀況：

一位年輕的媽媽帶著感冒的女兒，到附近一間人滿爲患的診所看病，醫生看診後表示只是一般感冒、不用擔心。

之後媽媽從護士手中接過藥單，前往藥局領藥，約略看了一下，藥包裡共六顆大大小小的藥丸，再低頭看看手上的藥單。奇怪了！藥單上明明只有三種藥物名稱，是拿錯藥了嗎？

健保制度下，醫師開立的用藥都必須經過健保局的核可，藥單上所載明的藥品名稱是健保局認爲「在病人目前的情況下可使用的藥物」，除非是胃藥或是維他命等等不在給付範圍之內。如果不是錯拿藥的情形下，**發現藥袋內容物與藥單明細不符合，就要警覺**：健保制度下不能開立的藥物，爲什麼會出現在藥袋裡？

每位病人都有責任好好核對藥袋，不只是看看姓名有沒有錯而已，應依照衛福部的明文規定一一檢查：

(1)病患姓名、病歷號碼或身分證號（末三碼或四碼打星號）。

(2)藥品名稱、數量、天數、劑量、服用方法。

(3)調劑地點名稱、調劑者姓名、調劑日期。

(4)建議標示：①主要適應症；②主要副作用；③其他用藥注意事項（如果服用抗組織胺等藥品，不建議從事開車或需要注意力之機械操作等工作）。

藥袋上的標示關係到病人的用藥安全，特別是罹患慢性疾病、用藥種類較多的年長者，想讓藥物發揮它應有的療效，就必須按照藥袋上的說明、醫生或藥師的醫囑正確服用及保存藥物。

談到用藥醫囑，想起一位愛孫心切的阿嬷……

吃藥，讓我孫仔發燒啦！

早上九點多，阿嬷帶著感冒的孫子來看診，當時一量37.4℃，體溫略高但還不算發燒，特別叮囑阿嬷回家後，就可以先讓孫子服藥。

到了下午兩點多，阿嬷著急地又跑來診所了：「醫生啊，你是開什麼藥給我阿孫吃，吃完後人怎麼燒起來？剛剛量已經變成38.5℃了啦……」

孫子的病程本身就會持續發燒，有按時服藥的話，即使發燒也會減退一些。但阿嬤並沒有回家後馬上讓孫子服藥，堅持等到中午吃完飯後才用藥，吃藥的時間晚了，沒發生降溫效果，體溫自然又飆升上去。

兒福聯盟在二〇一二年公布了一份「家長醫療習慣及態度」調查報告，在對一千多位十二歲以下家長進行的網路問卷調查中顯示：**高達六成的家長曾經擅自更改醫囑用藥**。

假如你只是把醫生的叮嚀當作參考，至於服不服藥、吃多少劑量「操之在我」。我想這或許就可以一窺「小小病症重複看診」「爲什麼病看不好？」現象的肇因了。

就醫的過程雖然俗稱爲「看醫生」，但絕不是「被醫生看完」「領到藥物」就算完成了，回家後遵從醫師指示服用藥物，有疑問時盡快向醫師諮詢，才是正確的醫病態度與行爲，才能達到醫療的最大效果。

常有人會說他家方圓幾里內有很多家診所，總是有一、兩家人潮特別多，其他人都說這間醫師有「特效藥」，而其他診所的藥效都比較弱……

每位病人可以耐住性子，好好聆聽醫師的治療策略，並且照著去做，不必特效藥，更不用吃太多藥，大部分的病是可以被看好的！

吃藥，會不會有副作用？

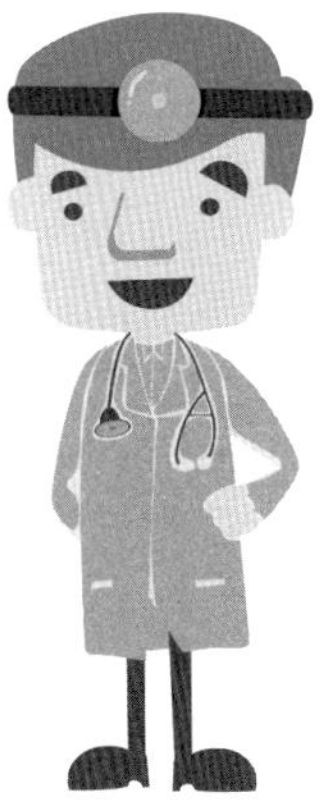

以下是很經典的醫病對話：

「醫生，我生這個病一定要吃藥嗎？」

「是啊，想舒緩這些不舒服的症狀，就得要服藥喔！」

「那吃藥會不會有副作用？可不可以不吃？」

較熟識的病人，通常我會反問：「你覺得念書、考試有沒有副作用？工作有沒有副作用？結婚、生養小孩有沒有副作用？」

「咦？醫生你怎麼這樣說？」

做任何事情都有正面的效益，也會有不樂見的負面影響產生。

現在的病人接收的資訊多，自我意識強，希望多了解藥物的副作用，也擔憂藥物長期使用是否有傷害肝、腎等問題，常有排斥服用慢性病用藥的情形。

常見的慢性病如高血壓、糖尿病等等的非藥物治療，包括生活習慣、飲食方式的改變、運動、控制體重、心靈的放鬆的方法，請問這些不想吃藥的慢性病病人能做到多少？只能做到一、兩分（甚至都還不到）卻要求不靠藥物來控制慢性病，可能嗎？

因服藥引起的副作用嚴重程度，與疾病本身相較之下可能還不及十分之一。有失眠問題的病人說：「醫生，我是B肝帶原者，聽說吃安眠藥會傷肝，我不想吃，可是又睡不著該怎麼辦？」經由醫生開的安眠藥，副作用再大，只要能安睡，比起長時間的失眠，造成肝功能異常，你認爲哪一個對身體的傷害比較大？

每一種藥物的正、副作用、藥理機轉各有不同，在人體身上會啓動一系列不一樣的反應。每個人的體質不同，使用藥物後可能出現的副作用、影響程度也不會人人皆同，實在**不需要在未服藥之前，就先懷疑、害怕而抗拒它！**

是藥物副作用，還是藥物過敏？

藥物用於治療疾病，能發揮「正作用」；「副作用」則會讓病人發生非治療效果的不舒服症狀，但仍是屬於「醫生可預期」的不良反應，在用藥過程當中，也都會在藥袋上告知病人。

「藥物過敏」則是在「醫生不預期」的情況下所產生的，如皮膚紅腫、起疹子、搔癢，嚴重會有喉頭水腫、呼吸急促或困難、心跳過快、意識不清楚等現象，或是引發「史蒂文強森症候群」註，造成多處皮膚與黏膜受損、潰爛。

曾有食物或藥物的過敏現象，當吃到類似族群的食物、藥物後，過敏機率和嚴重程度也提高。食用某些食物，導致身體發生過敏反應時通常會出現在①脖子、②肚皮、③大腿內側；反應時間可快可慢，因人因藥物而異。藥物過敏的反應較快速，服用完藥物後，可能會在半小時至六小時內，出現眼皮腫（有如金魚眼）、嘴唇腫（有如掛兩條香腸）以及皮膚出現大片地圖丘疹（俗稱起疹毛）等等症狀。出現在四肢末端，且固定於某處者，為固定型濕疹。

最常見的就是服用止痛藥（非類固醇抗發炎藥）、抗生素引發過敏，帶來生命威脅的過敏症狀，則比較少見，除非是「史蒂文強森症候群」。

註：史蒂文強森症候群是一種嚴重的藥物過敏反應，會造成多處黏膜潰爛，死亡率極高。

對藥物過敏該怎麼辦？

藥物過敏爲一種免疫反應，是有「記憶性」的。第一次接觸某種藥物引發的過敏指數是一分（最輕微），第二次遇到的話可能會增爲四分（中度），第三次再遇到，可能就會變成九分（嚴重）。這種藥物過敏自己消失的機率很低，曾對一種藥物過敏，可能出現第二種、第三種……甚至同類或其他的過敏物。所以：

(1)知道現階段會引發過敏的藥物有哪些，當醫生判斷某種藥物會引發你的過敏，請務必註記。

(2)到醫療院所就醫或碰到第一次看診的醫師，應主動說明對哪些藥物過敏，最好隨身攜帶一張由先前醫師開出的藥物過敏紀錄卡，把這張卡與健保卡放在一起。

(3)吃了某醫生處方的藥有任何問題，無論是副作用或過敏都要回去詢

藥物過敏的紀錄卡

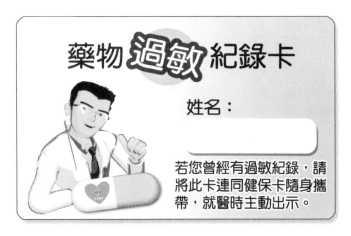

藥物過敏紀錄卡

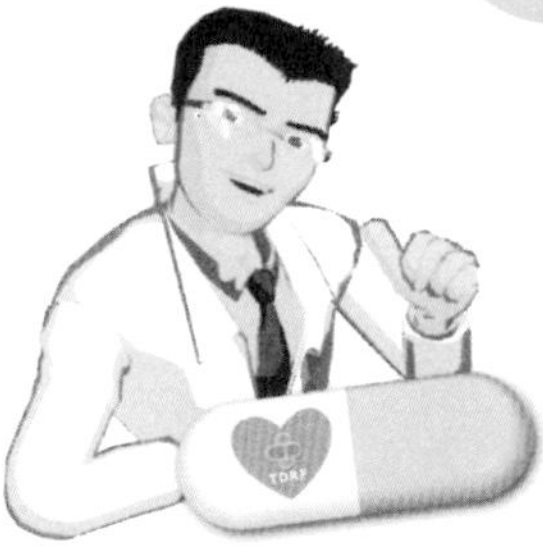

姓名：

若您曾經有過敏紀錄，請將此卡連同健保卡隨身攜帶，就醫時主動出示。

【我對下列藥物過敏】

請將您會過敏的藥名記錄在本卡，也可請醫療人員(社區藥局)協助填寫。

藥名	反應

財團法人藥害救濟基金會
行政院衛福部食品藥物管理署 關心您

問原來的醫師。不要以爲這位醫師跟你不合，就忙著換下一位醫生；也不要以爲醫生就該熟知、了解每一種藥物，因爲每位醫師對於用藥的經驗法則皆不同，甲醫師常開的藥，乙醫師可能很少用，要去判斷其他專科醫師的用藥更是有點難度。不讓「到底是哪種藥物害我過敏」的問題成爲永遠的問號，向原處方醫師諮詢才是上策。

不要這樣描述：「我的過敏藥就是白白圓圓的、中間一條線、兩旁有英文字；雙色膠囊，好像是綠、白雙色的，這樣講醫生你應該知道吧！」如此描述大概沒有任何一位醫生能知道啊！

(4)若對某些特定藥物有過敏現象，記得在每次醫師開立過去從沒接觸過的新藥物時，提醒、詢問醫師，不要以爲「病歷上應該有寫，醫生應該要知道」。醫師每天要面對的病人很多，難免會有疏漏，但你應該最了解自身健康，對此要更加謹愼、積極、主動才是！

健康檢查越貴，數據越精準？

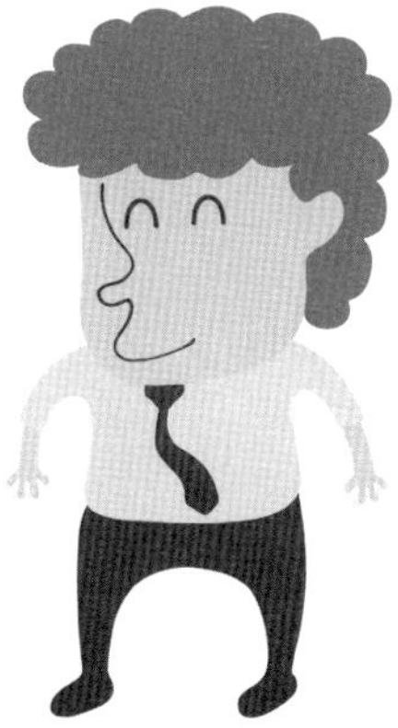

第一章提到每隔一段時間，就會碰到病人拿著厚厚一疊、多達二、三十頁的報告，來門診做健檢諮詢。

也曾遇過一位約莫四十歲的過敏老病號因爲下腹痛跑來看診，非常煩惱地問：「該去做大腸直腸鏡檢查嗎？」

「不用懷疑，當然要做啊！」

他有大腸癌的家族病史。他每年都會固定做健康檢查，大腸直腸鏡的檢查卻從來沒做過，因爲怕痛又怕麻醉。

到底該怎麼安排「符合個人需求」的健檢？健檢中心怎麼選？

健檢之前，思考以下幾點：

一、要做什麼等級的健檢？你的預算多少？

這固然跟你的荷包深度有關，但健檢中心可以依客戶所需調整健康檢查的項目，而非只提供固定的套餐式健檢。

二、你目前幾歲？

年齡關係到某些項目的檢查時間間隔，例如女性在三十歲以後每年應做一次子宮頸抹片檢查，四十五歲以上每隔兩年做一次乳房攝影。無論男女，在五十歲以後可做大腸鏡檢查，往後每五年再做一次完整檢查即可。

有家族病史的高危險族群，則須提前至四十歲做大腸鏡篩檢。

三、你在擔心什麼？

不要盲目地買包山包海的套餐型，或一般普通型的健檢項目後，結果卻無法排除自己真正擔心的健康問題。應該**根據個人病史及家族病史來考量，而且先把最重要、最需要解決、症狀最久，或是覺得最嚴重的其中三項，列入健康檢查的項目中。**

如何選擇健檢中心？

一、是否有內外科問診、理學檢查？

在開始健檢各項流程之前，健檢中心有無專業的醫療人員先做問診？

像是詢問健檢客戶：「爲何想來做健檢？有沒有比較擔心的健康問題？」個人病史，以及家族病史等等。接下來醫生做理學檢查，察看眼睛有無貧血症狀，鼻子、喉嚨有無過敏現象，扁桃腺、甲狀腺是否腫大，用聽診器聽呼吸聲、心跳等等；如果客戶反映最近感覺手麻、腳麻、水腫時，醫生能否進行相關的檢查。

二、彙整檢查報告

在同一個單位做健檢，專業的健檢中心應該製作屬於你的「健康趨勢圖」，彙整出歷年來的健檢報表，把最近兩次的數據作比較（能提供三次最佳），爲健檢者做好眞正的健康管理與監督；甚至告訴你哪些項目今年驗過，三年或五年內就不需要再驗等等。

即使你今年打算換個健檢單位做檢查，也應持有前一個單位的健檢報告，以便交叉比對、掌握狀況。

三、報告解說、衛教諮詢

無論是一千、三千、三萬，還是高達十萬以上的健檢，健檢單位應該提出等同價位的報告諮詢服務。當你花了一千元作健檢得到「目前無重大問題」寥寥數字的報告結果，或許還說得過去；如果是三、五萬，健檢單位同樣只給你這樣的結論，或是寄上一本厚厚的報告讓你自己閱讀，而沒花三十分鐘講解報告、保健衛教或是聆聽你的疑問，那這樣的健檢品質合理嗎？

四、後續的專科服務與追蹤治療

健檢單位除了應善盡解說義務外，能否提供完整的後續檢查、追蹤、治療服務，也是一個考量的因素。

目前有很多健檢中心不做治療、不開立藥物，但拿著健檢報告等同診斷，其他醫療院所的醫生可根據報告，視需要執行開藥或治療。「檢驗、檢查、治療一條鞭」仍是我建議的作法，既能進行健康檢查又能在必要的時候一併診斷、治療。

提醒大家，**並非報告上不見紅字就代表「沒有問題」「非常健康」，應當注意健檢中心提供的報表，這些數字與前幾次相比是否有變化？**讓定期健檢達到健康預測、疾病預防的功能。

頻繁更換健檢中心也沒什麼必要。要換另一家健檢中心，記得把之前的健檢報告帶到新的健檢單位一起統整，假如這個單位看都懶得看，那你也要仔細想想要不要選擇它了。千萬不要在做完健檢、感到不滿意後，隔年卻又回到同一個單位來做健驗，那就太浪費寶貴的時間與金錢了。

西醫好？還是中醫好？

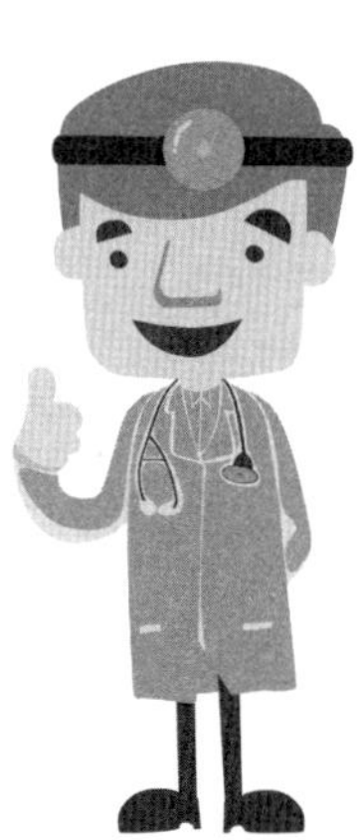

中醫、西醫究竟哪個好，舉名主持人蔡康永顏面神經失調這個例子，如果不是靠西醫、中醫、復健三管齊下的治療方式，應該不會有這麼神速的恢復。

尋找可以溝通、了解且不排斥西方醫學的中醫師，讓「中西醫合治」成爲一個完整的醫療模式，對病人而言受益最多。常常聽到病患提起求診某某國醫、老中醫，這些醫師一旦知道病人同時求助西醫時，總會來上一句：「那你已經看西醫，就不用來看我啦！」

身爲西醫師，深深覺得沒有必要「中西不兩立」。西藥確實有不足之處，很多病人在透過中醫輔助後，的確在調整體質方面能有不錯的改善效果。何妨讓病人尋求另一種可能，獲得醫療的相乘效果呢！

看中醫時，用藥該注意什麼？

當病人覺得西醫在疾病治療上已經達到七十五分的效果，但你希望能增加到八十分而看中醫時，這樣的觀念就值得推廣。要注意的是，**已求診西醫同時也正在尋求中醫的治療時，都應當充分告知中、西醫師；此時正在服用的西藥，要讓中醫師清楚知道**，因爲年輕一代的中醫，對於西藥與中藥的交互作用，都有相當程度的了解，能爲你調整藥物，確保整體用藥安全。

一天之中又必須合併服用中西醫藥物的話，原則上間隔一．五～二小時會是比較安全的方式。

看完有健保的中醫後，病人拿到的藥單上有詳細藥物表列，對民眾而言是比較有保障的。如果所謂「藥方是秘方不能透露」的自費中醫，這就比較棘手了。

這些稱之爲「秘方」的藥材多半很昂貴，如果高價位能換來有效的醫療倒也無妨，但若是吃出問題，病人只能欲哭無淚、投訴無門了。

衛福部在民國九十八年修法規定，無論中、西醫，只要是由醫師處方所開出的藥劑，藥袋上都應載明藥品資訊。而醫生給病患處方，這是理所當然的事，醫生的專業亦無不可告人之處。「偏方」究竟是良藥還是僞藥，在求診時應當善加明辨以自保。

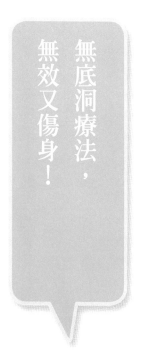

無底洞療法，無效又傷身！

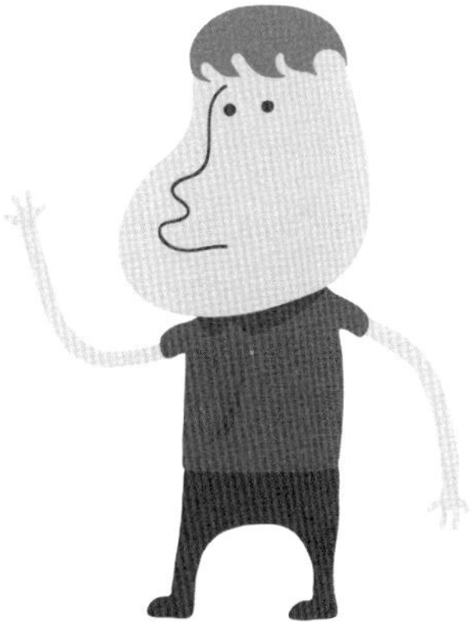

國內一些觀光地區有所謂的「鏢客」，藉著讓遊客搭便車，在車上訴說著神奇醫療故事或是上演悲情劇碼，接著帶遊客至店家兜售土產、茶葉、鹿茸、藥酒等等的糾紛。

以低成本、高價賣出的劣質品，金錢上的損失不說，要是吃了以後傷身，代價就更大了！

癌症的無效療法

這樣的黑心鏢客，也流竄於醫院的癌症候診間裡。特別是剛罹患癌症的病人或其家屬，心神不寧與慌張表情，容易成爲鏢客鎖定的對象。他們通常僞裝成病友，以一副「呷好逗相報」的姿態推銷藥品。這時病人或親友一聽，就好像在大海中抓到一根浮木，一不小心就上當了。

最近也有一篇離譜的報導，提到有種神奇的癌症治療針，只要六針的醫療，三期內癌症皆能醫治，還有明星見證……

對於癌末病人的家屬，假如聽到國外有某種很新，而台灣還未使用的藥物，想抓住最後一線希望時，**一定要先跟主治醫師討論**。當病人接受癌症治療同時，也正在服用其他醫師開立的藥物（無論是中藥、西藥甚至是保健食品），一定要讓癌症主治醫生知道，並接受定期的癌症追蹤。

愛美、瘦身的無效療法

「減肥」，似乎是大部分女性的終身課題，但藥物的錯誤使用更是屢見不鮮。

以減肥藥來說，目前在台灣能合法使用的藥物只有一種，當號稱減肥專家的醫生端出這麼多藥給妳時，難道不會懷疑這些藥物的適用性嗎？

另外一個讓女性趨之若鶩的話題便是「凍齡」「回春」「逆齡」，號稱美容聖品「胎盤素」，要格外小心！**在台灣這是不合法的**。胎盤素產品的來源或製程若有問題，在人體內會形成傷害，不可不慎！

強調迅速止痛的無效療法

某些小診所總是人滿爲患，充斥著等待「吊大筒」（吊點滴，大陸人稱「掛水」）、打小針止痛的病人。這些都不屬於健保給付的項目，爲什麼那麼多病患需要呢？

經由靜脈注射的點滴，是由生理食鹽水、葡萄糖加了其他營養劑（讓清水變雞湯，由透明變黃、再變紅）組成，透過侵入式的靜脈供給，比口服更迅速的效果。這是在醫師評估下，爲了讓虛弱病人早點恢復體力，補充營養的醫療處置方式之一。

病人只要感到不舒服，就採用打針、吊點滴的方式處理，不但病因沒有去除，治標不治本，萬一針頭、點滴有消毒不完全的情況，造成發燒感染也時有所聞。一瓶五百C.C.的點滴，需要三至四小時的注射時間，身體才能負荷；爲了提升「翻床率」，也許一、兩個小時就打完了。心、肺、腎功能不好的病人，可能受不了啊！還摻有止痛劑，讓病人感覺更「舒服」……這些行爲**既無助於改善病情，可能還會導致嚴重成癮的問題**。

多吃保健食品，真的有療效嗎？

藥本身就是毒，只有正確使用才能有療效。醫學上經常被用於抗凝血的藥品——可邁丁，就曾經是滅鼠的致命藥呢！

在使用一些特殊藥物時，醫生都會告訴病人某些藥物或某些食物不能一起服用，就是要避免藥物和食物間的干擾作用。重點是：**使用慢性病藥物或正在服用保健食品，都要讓醫師了解**。

保健食品有沒有效？需不需要吃？經濟狀況許可，可購買有品牌、有小綠人認證的保健食品；至於效果，不要有過度的期待。像是葡萄糖胺宣稱有助舒緩關節疼痛、活化關節功能，目前有關葡萄糖胺的研究，都是針對罹患退化性關節炎的嚴重病患。葡萄糖胺在服用之後的確能減緩疼痛，但研究採樣的對象，卻是那些有相當嚴重程度病症的患者，對尚未有症狀的人使用效果如何？都是需要再研究。

服用保健食品後，要能感覺「有無改善」：

⑴自覺沒什麼效果時不妨暫時停用，例如吃一至二個療程後，感覺如何？有沒有效？或是可作檢驗、檢查來確定效果。也可以吃三個月後，停一個月不吃，觀察在未服用的這段時間裡，感覺如何？可能是這一品牌在你身上的作用不明顯，那就換個廠牌試看看。

⑵吃了以後覺得效果還不錯，請不要無限量地一直吃下去，每吃三個月後，就暫停一個月，或是吃三個星期，休息一個星期，讓身體能夠休息一下。

⑶最後，不要忘了向你的家庭醫師諮詢囉！

後記

給病人老師的一封信

不管是過去還是現在，醫病關係始終是一種緊張的危險平衡。病人或家屬對於醫生充滿著許多很有距離的心態，像是敬畏、懷疑、過度依賴等等，我常常覺得無可厚非，因爲要「看醫生」的時候，多半就是因爲生病了，不小心就會把醫生和疾病劃上等號。

另一方面，要養成一個醫生，是要歷經許多的淬煉。我會說淬煉，並不只是把很多很多的書讀好、考上醫學院、不眠不休的實習生活、再讀更多的書、通過國家考試而已，還要通過許多偉大老師（也就是病人）拿生命相許的訓練，才能成爲一個醫生。說得好像醫生是種訓練有素的機器人，但實際上，這些過程都是非常需要堅強的「心理素質」，才能做到。但也因爲如此，醫生們也多半有專注、果決、講究效率的特質，甚至不小心會讓人覺得高傲、不近人情。

我想說的是，身爲醫界的一員，在這兩方「交會」的前線，看遍民眾大小病，甚至深入許多人的生活，從微不足道的線索中找出身體致病的根源，並一起治好，是一種體現「互信互助」、充滿人情味的過程。所以，在我的診間，我以期待聽到更多爽朗的笑聲爲出發，和我的病人互動；我也希望從許多的媒體露出，與民眾拉近距離，從醫界的角度拋出更多體貼與善意。

這一本教大家如何與醫生溝通的書，看起來說的都是很簡單的事，但我想強調的是，就是因爲太簡單，許多人都忽略了：「應該把簡單的事做好」是健康身心的範疇裡，最根本的事。別看我節目上插科打諢，其實笑鬧之間內心帶著一絲的期許：希望你開開心心生活，如果生病了就交給專業的醫生幫忙，看不好就看這本書，釐清自己看待健康的觀念，再和看對眼的醫生一起找尋健康之道，OK？

最後，用陳之藩先生的一句話：「要謝的人太多，那就謝天吧！」感謝水瓶座、獅子座的激盪，才能完成此本書。當然，最感謝的還是我生命中的病人們，你們讓我學到很多，能夠回饋更多，好讓大家都跟我最愛的「無敵鐵金剛」一樣勇健，是我的心願！

The Eurasian Publishing Group
圓神出版事業機構
如何出版社
Solutions Publishing
http://www.booklife.com.tw reader@mail.eurasian.com.tw
Happy Body 137

爲什麼你的病總是看不好？

——這樣和醫生溝通，發現小毛病裡的大問題！

作　　者／王健宇
發 行 人／簡志忠
出 版 者／如何出版社有限公司
地　　址／台北市南京東路四段50號6樓之1
電　　話／（02）2579-6600 · 2579-8800 · 2570-3939
傳　　真／（02）2579-0338 · 2577-3220 · 2570-3636
郵撥帳號／ 19423086　如何出版社有限公司
總 編 輯／陳秋月
主　　編／林欣儀
專案企畫／賴真真
責任編輯／郭純靜
美術編輯／金益健
行銷企畫／吳幸芳 · 涂姿宇
印務統籌／林永潔 · 高榮祥
監　　印／高榮祥
校　　對／王健宇 · 尉遲佩文 · 郭純靜
排　　版／杜易蓉
經 銷 商／叩應股份有限公司
法律顧問／圓神出版事業機構法律顧問　蕭雄淋律師
印　　刷／祥峯印刷廠
2014年8月　初版

定價 290 元　ISBN 978-986-136-396-7

這一本教大家如何與醫生溝通的書，看起來説的都是很簡單的事，但我想強調的是，就是因爲太簡單，許多人都忽略了：「應該把簡單的事做好」是健康身心的範疇裡，最根本的事。

——《爲什麼你的病總是看不好？》

國家圖書館出版品預行編目資料

為什麼你的病總是看不好？——這樣和醫生溝通，
發現小毛病裡的大問題！／王健宇 著；
-- 初版 -- 臺北市：如何，2014.8
240 面；14.8×20.8公分 --（Happy Body；137）

ISBN 978-986-136-396-7（平裝）
1. 症候學　2. 疾病防制　3. 健康法
415.208　103011435